にゃんこと整える。

順天堂大学医学部教授
小林弘幸

アスコム

最近、がんばりすぎていませんか？

道端で猫を見つけたつもりになって、左の猫と10秒間、見つめ合ってみてください。

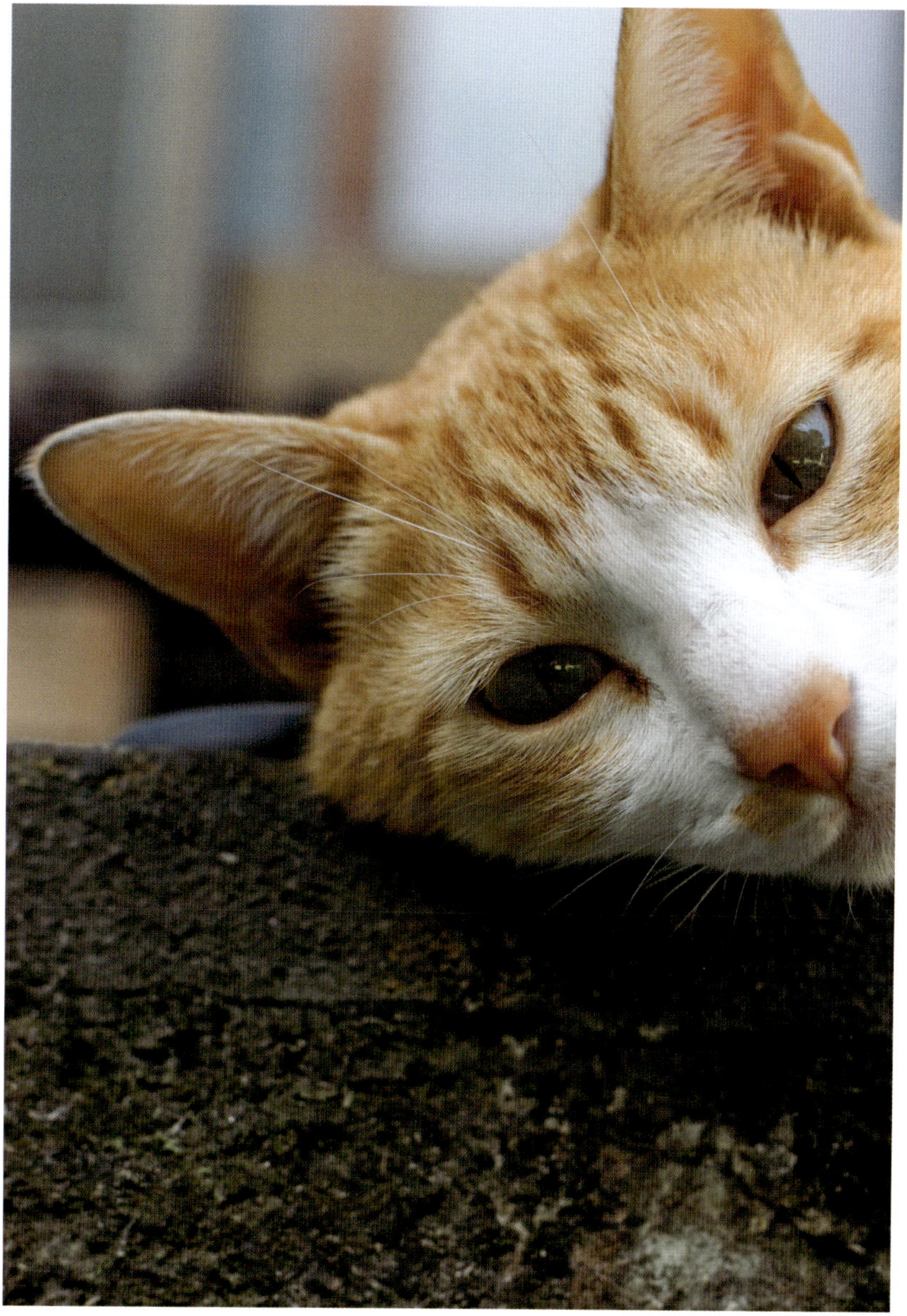

では、いまのあなたの気持ちを教えてください。

癒されましたか？
心が温まりましたか？
それとも、疲れがとれてやる気が出てきましたか？

じつは、その状態こそが「自律神経が整う」ということなのです。

そもそも自律神経とは、あれこれ指示をしなくても、
体の状態を自動で「ちょうどいい感じ」にしてくれる神経です。

寝ているときに心臓が止まらないのはなぜか、考えたことはありませんか？
じつは陰ながら自律神経が心臓をコントロールして、
意識しなくても鼓動を続けるように調整してくれているからなのです。

そんな、「人体の司令塔」とでも言うべき自律神経は、
大きく2つに分けられます。

車でたとえるなら、アクセルの役割が交感神経。
ブレーキの役割が副交感神経です。

「自律神経が整う」とは、**この2つがどちらも元気でバランスよく働いている状態**を言います。

私はこれまで、食事や運動、呼吸などのアプローチから、
自律神経をもっとも簡単に整える方法はないか、
20年以上にわたって考え続けてきました。

そして、あるひとつの答えにたどり着いたのです。

それが「猫」です。

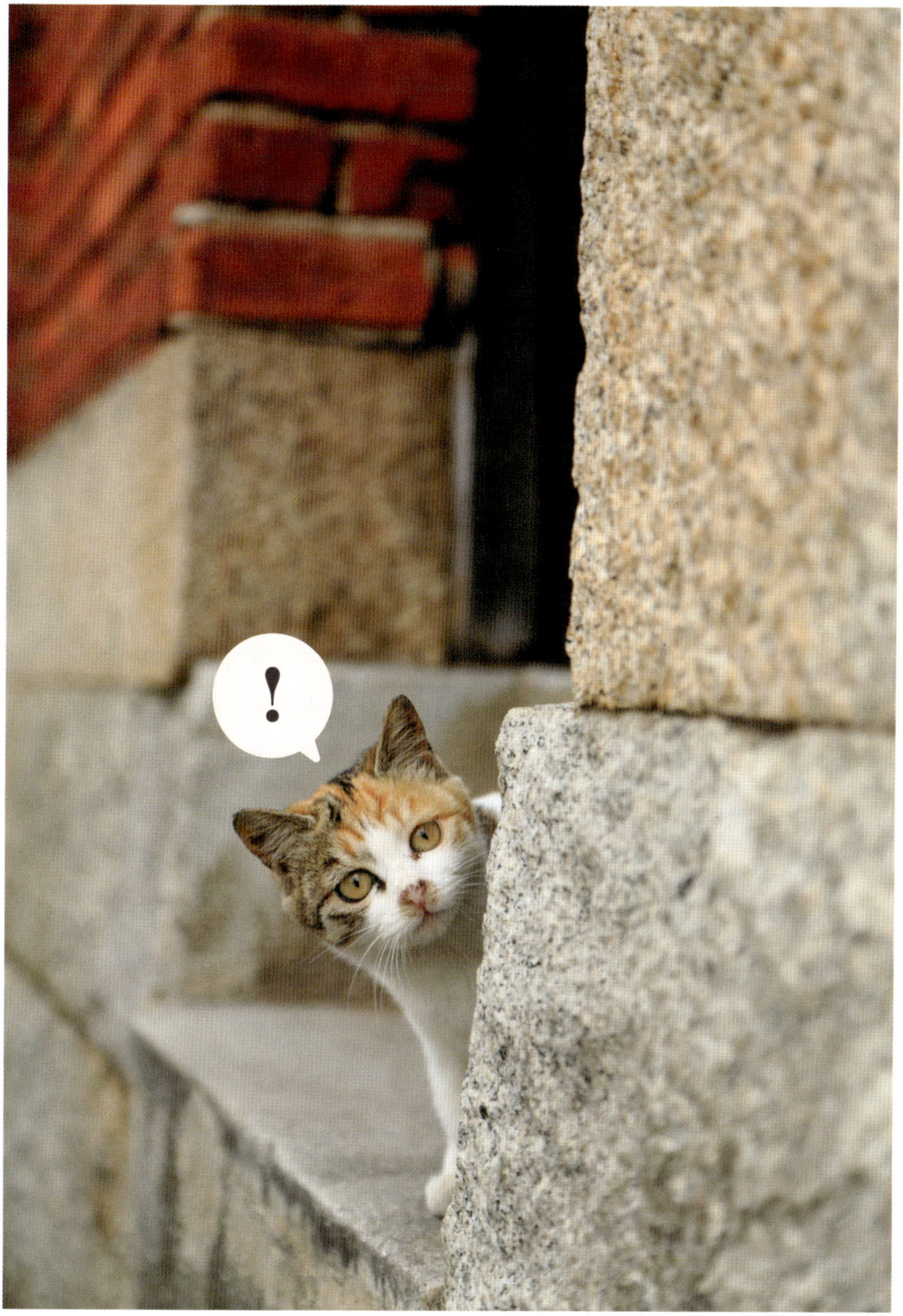

猫と言えば、私たちのそばに寄り添って、
そのしぐさや行動で癒しを与えてくれる愛玩動物ですが、
さまざまな研究が進んで、
猫が人間に与えてくれる健康効果が徐々に明らかになってきました。

まずゴロゴロと喉を鳴らす音。
約25～50ヘルツといわれる低周波の振動が**人間の副交感神経を高め**てくれ、
さらに心臓血管疾患リスクの低下や、
血圧や呼吸のバランスもよくしてくれることがわかってきました。

また、猫を触ることでオキシトシンと呼ばれる
ストレス緩和や気持ちを落ち着かせてくれる効果がある
ホルモンが分泌されます。

じつは、このオキシトシンの分泌量は、
犬よりも猫を触るほうが多くなるといわれています。

さらに、最近では猫の動画を観ることで、悲しみやイライラ、
不安などのネガティブな感情が軽減される「ミャオ効果」という
幸福感を高めてくれる現象が起こることもわかってきました。

本書のメソッドは
これらのわかってきた医学的効果を踏まえて、

「なぜ猫を見るだけで、私たちはこんなにも整うのか？」

ということをヒントに企画されたものです。

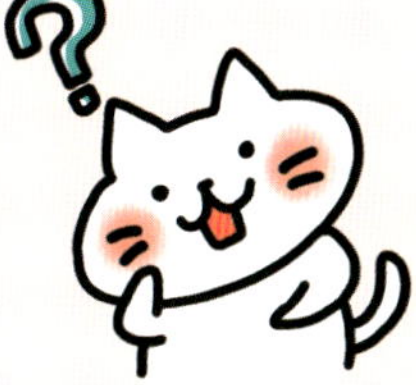

そして、本書では、
長年の研究成果や最新の知見をもとに、
数多くの猫の写真のなかから、

「自律神経によい刺激を
与えてくれるかどうか」

という視点で、次の5つのポイントを軸に選びました。

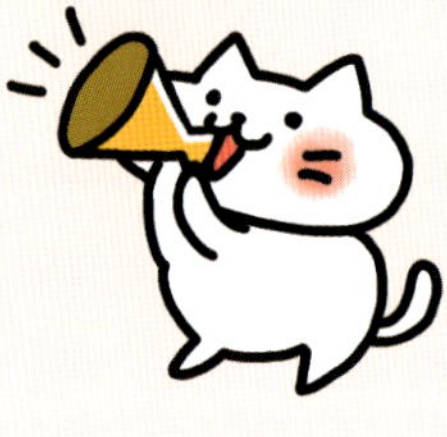

ポイント①

かわいらしい

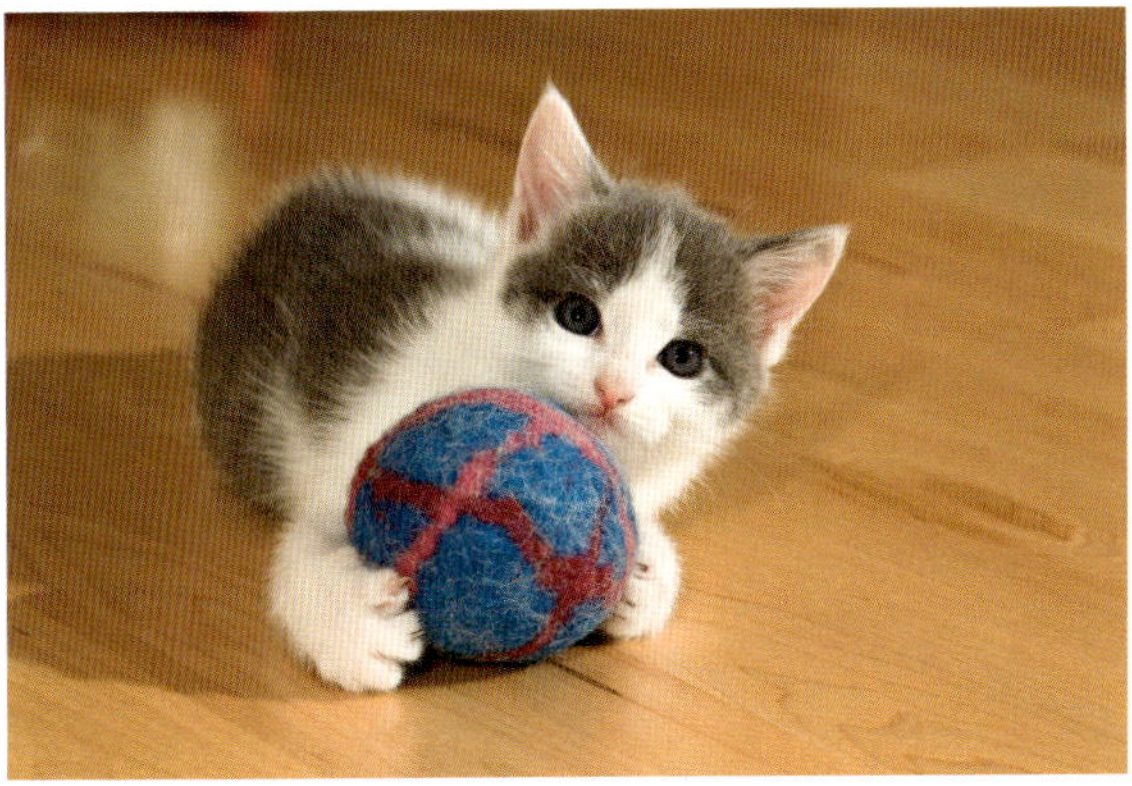

人が猫をかわいいと感じる理由に、「体に比べて頭が大きい」「輪郭が丸みを帯びている」といった「ベビースキーマ」と呼ばれる身体的特徴があります。猫は、ただ見ているだけで幸せを感じられる動物で、猫の写真を見ることで心が癒され、自律神経が整います。

ポイント②

クスッと笑える

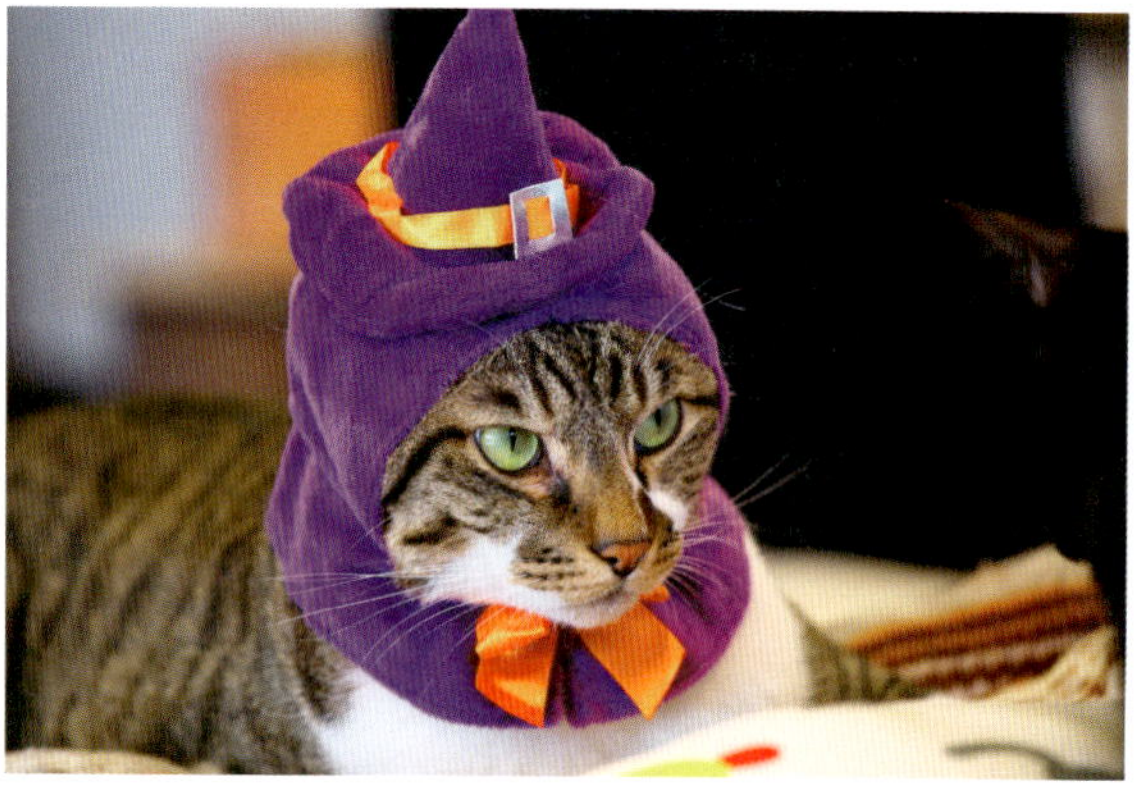

笑うことは自律神経のバランスを整えるのに非常に効果的です。笑うことで副交感神経が優位になり、ストレスホルモンの分泌が減少し、リラックス効果が得られます。また、笑うと「NK細胞」が活性化されるため、免疫力が向上し、健康にもいい影響を与えます。

ポイント③

自然の景色に癒される

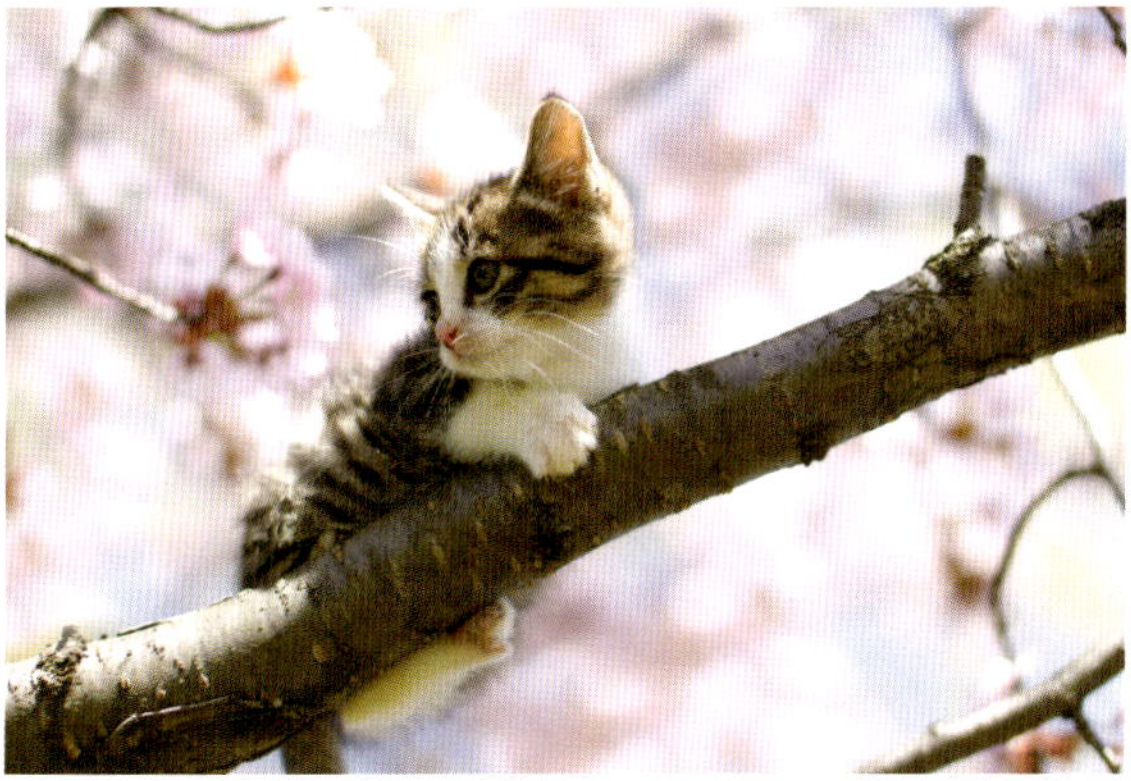

森林や花の写真を見るだけで、副交感神経が活性化し、脳の活動が鎮静化することが研究で示されています。自然の景色によるリラックス効果と、猫の写真による癒しの相乗効果で、日中の活動で優位になった交感神経が落ち着き、自律神経が整います。

ポイント④

猫の表情によるリラックス効果

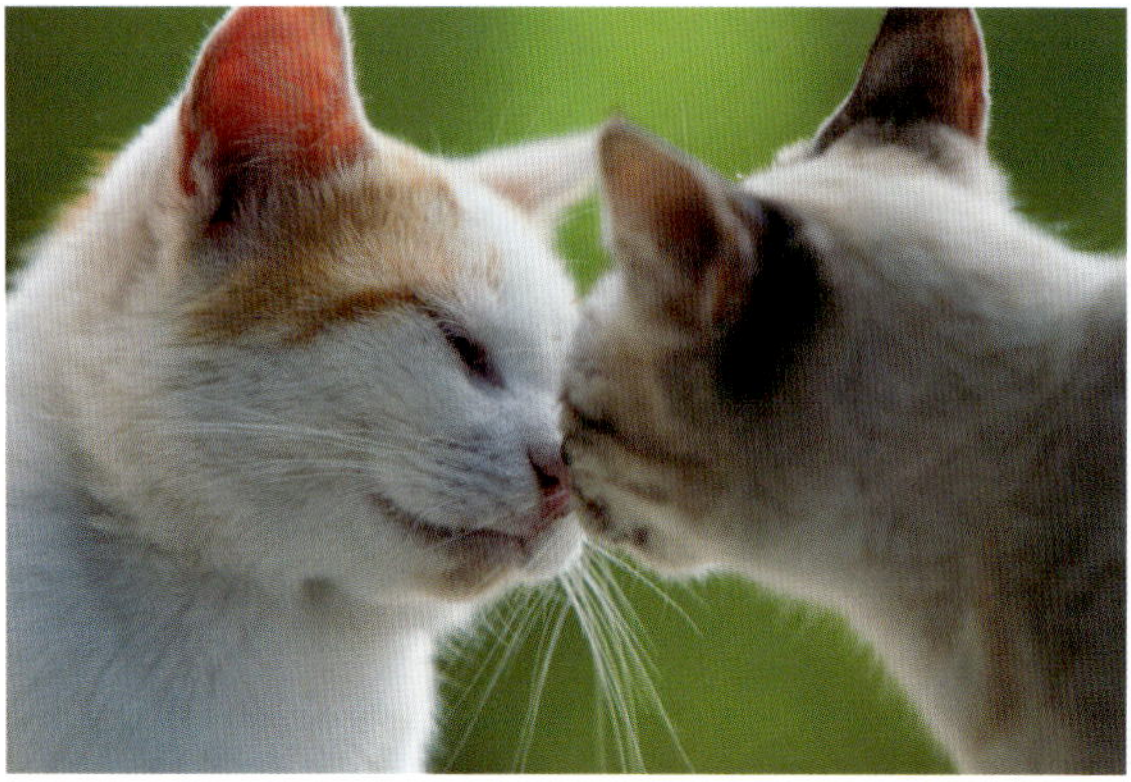

猫はクールなイメージですが、じつは友好的な表情のほうが多いという研究があります。とくに耳とひげが前に向いていたり、目を閉じたりしているものは、相手を信頼していることを意味します。友好的な表情の猫の写真で、リラックス効果を得ることができます。

ポイント⑤

寝つきがよくなる

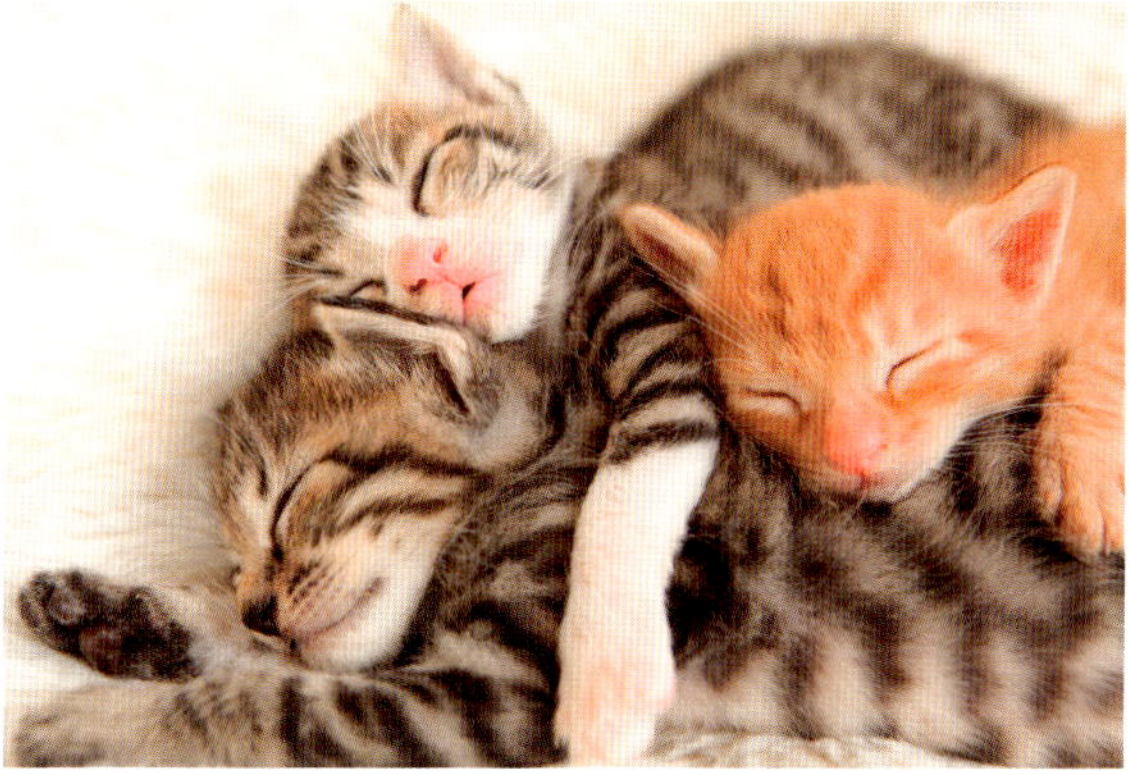

相手の動作を見たときに、脳のなかで相手の動作を自動的に真似る「ミラーニューロン効果」というものがあります。この効果により、寝ている猫の写真を眺めることで自分も眠気を感じ、寝つきがよくなります。不眠治療にも活用されている効果的な方法です。

モニターテストで検証

本書の猫の写真を見たら本当に自律神経が整いました！

小林弘幸先生と順天堂大学漢方先端臨床医学の山口琢児氏、胡愛玲氏の指導のもと、本書の猫の写真を見る前とあとで自律神経の数値に変化が出るかどうかのモニター検証を行ったところ、みなさん自律神経の数値が改善されるという結果になりました！

数値の見方

①自律神経のバランス
「交感神経」と「副交感神経」のバランスを測るもので、「1」に近いほどよい数値となります。

②「交感神経」③「副交感神経」
どちらも「50」に近いほどバランスがとれていることになります。

大野《おおの》聡太《そうた》さん（51歳）

① 自律神経のバランス	1.79	➡	1.09
② 交感神経	64.11	➡	52.25
③ 副交感神経	35.89	➡	47.75

先生のコメント：写真を見たあとでは、副交感神経が11.86も上がり、自律神経のバランスも限りなく1に近い数値となりました。

立《たて》石《いし》裕《ゆ》菜《な》 さん（30 歳）

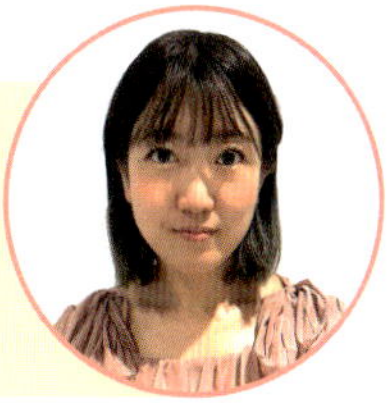

① 自律神経のバランス	0.96	➡	1.07
② 交感神経	45.51	➡	59.39
③ 副交感神経	54.49	➡	41.61

先生のコメント：上記に記載はありませんが、ストレスへの抵抗力を測るトータルパワーが 6.08 → 6.72 に上がるなど、よい結果に。

竹《たけ》内《うち》涼《りょう》佳《か》 さん（45 歳）

① 自律神経のバランス	0.93	➡	0.87
② 交感神経	40.85	➡	36.12
③ 副交感神経	59.15	➡	63.88

先生のコメント：副交感神経の数値が上がり、リラックス効果が見られます。夜、寝る前に猫の写真を見ると、なお効果的でしょう。

ヒジン さん（26 歳）

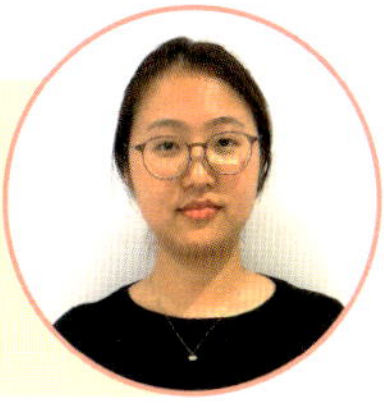

① 自律神経のバランス	1.99	➡	1.13
② 交感神経	96.27	➡	67.04
③ 副交感神経	3.73	➡	32.06

先生のコメント：交感神経の値が心配なくらい高い数値でしたが、猫の写真を見ることで驚くほど下がり、自律神経のバランスも整いました。

＊名前はすべて仮名です。

自律神経が整うと、こんな効果も！

自律神経のバランスが崩れていると、血流の悪化、高血圧、代謝や集中力の低下など、体にさまざまな悪い変化をもたらし、それがやがて大病につながっていくことも少なくありません。ですが、つねにいい状態をキープできるようになると、こんないい変化が生まれます。

たまった疲れが回復！

全身の血流がよくなるので、新陳代謝が促進され、たまっていた疲労物質がスムーズに排出されるようになります。

心の不調が改善！

交感神経の働きが過剰な状態が改善され、副交感神経が元気になり、ストレスが軽くなって前向きな気持ちを持てます。

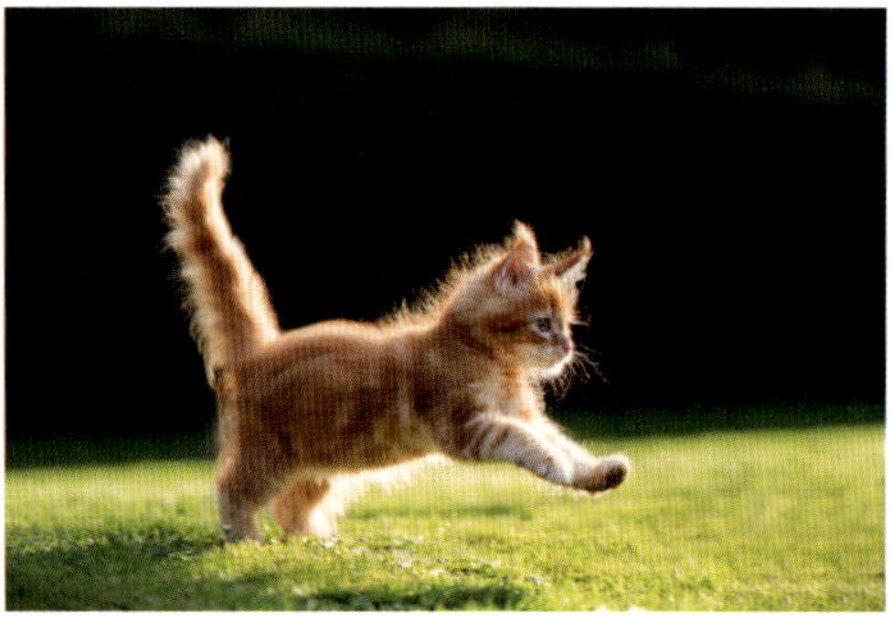

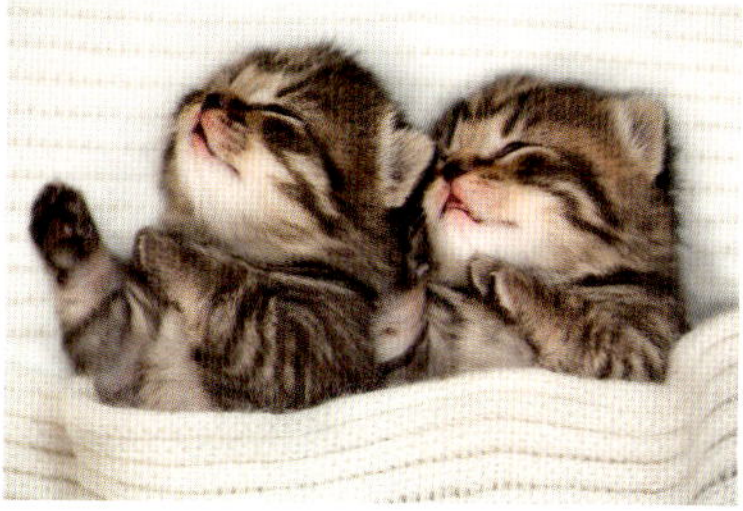

ぐっすり眠れる！

睡眠ホルモンであるメラトニンの分泌が正常になり、心拍数や血圧が夜に向けて下がって、自然な睡眠を誘います。

不定愁訴の改善！

天気痛や倦怠感、めまいやのぼせなどの不定愁訴と呼ばれる症状が軽減。全身のバランスが整うことで不快な症状にも強くなります。

免疫力がUP！

免疫を司る血液中の白血球のバランスが改善され、活性化。ウイルスや細菌をよせつけない体になります。

冷え性が改善！

心臓から末端の血管まで、血流にのせて熱を運べるようになり、全身の冷え性が改善していきます。

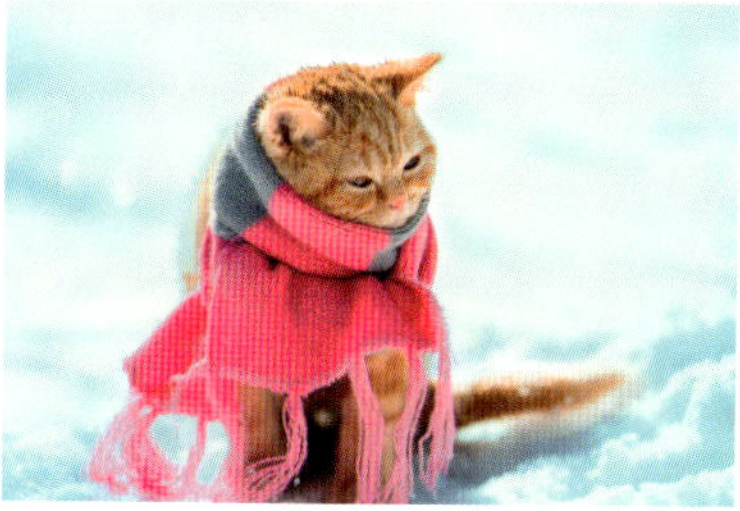

時間の流れがとても速い時代を生きる
私たちにいま求められているのは、
変化に敏感な自律神経を
どう素早く安定させるか、
ということにつきます。

この本に登場する愛らしい猫たちが、
あなたの自律神経を整える
お手伝いをさせていただきます。

目次

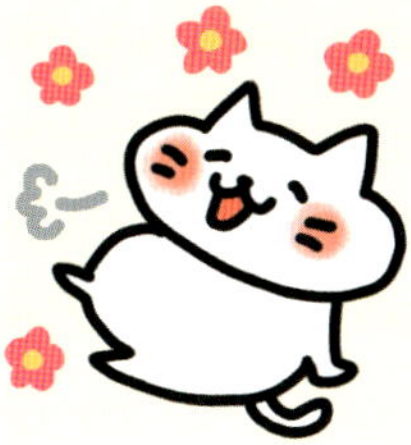

第1章 気持ちを整える

第2章 いつもの習慣を整える

第3章 食生活を整える

第4章　体を整える

第5章　人間関係を整える

※本書に掲載されている情報は、2024年10月10日現在のものです。

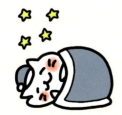

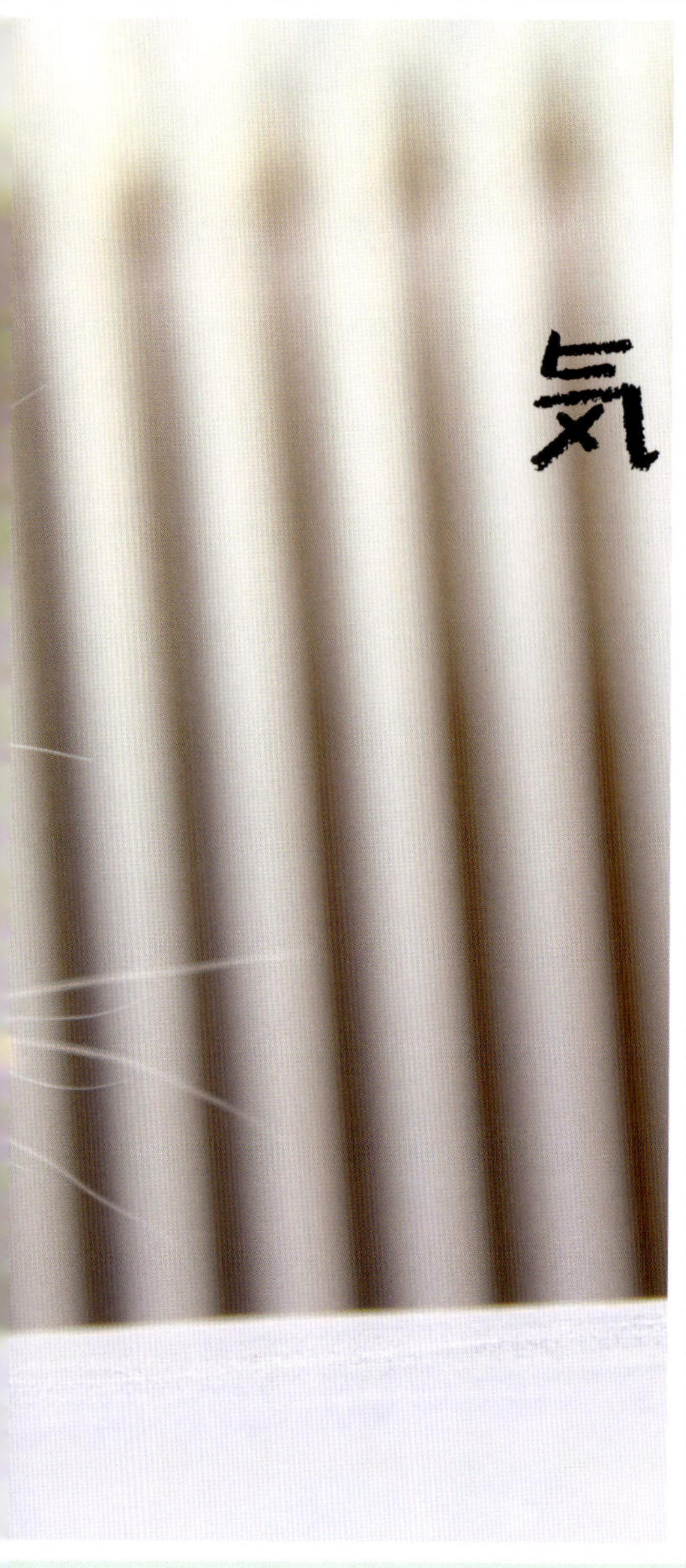

第1章

気持ちを整える

自律神経の乱れは、
そのまま心の乱れに
つながります。
安定した気持ちで
日々を過ごすために、
まずは自身の感情を
整える習慣を
身につけましょう。

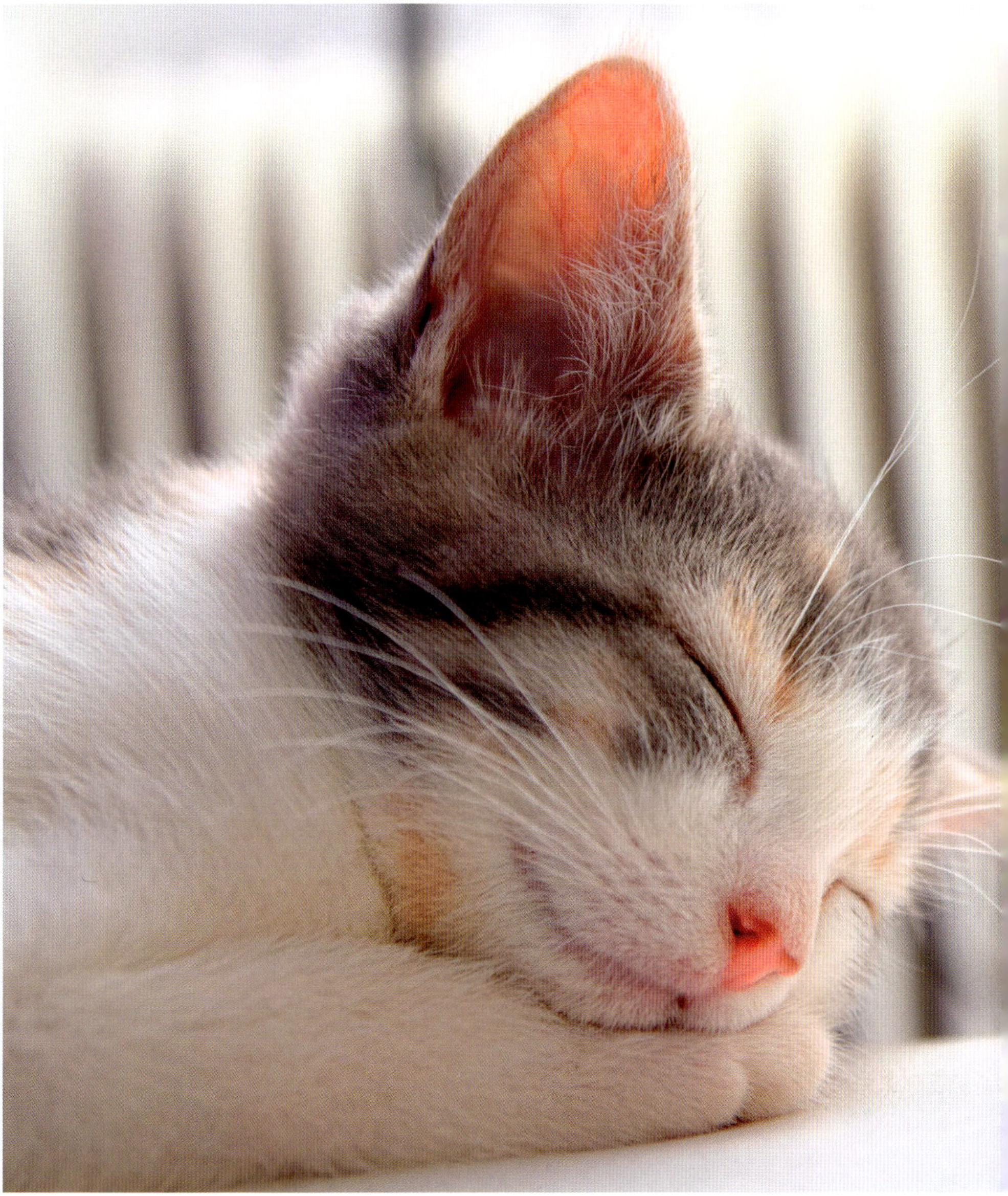

余計なプライドは捨てよう

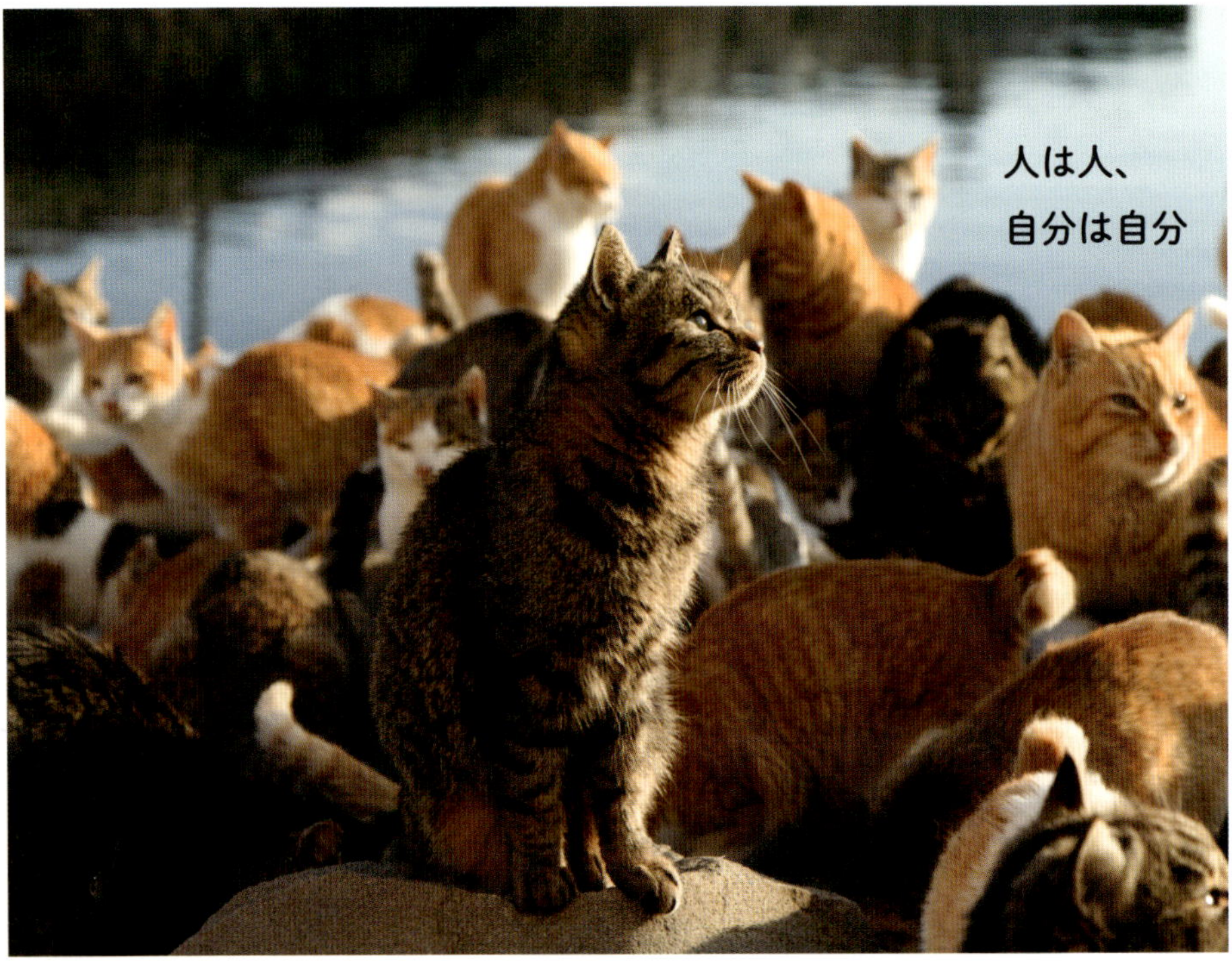

お悩み

マウントの取り合いに疲れてしまいました

どうすればよくなる？

「周囲の目」を気にするのではなく、自分自身と向き合うようにしましょう

「マウンティング」とは自分のほうが優位であると言動で見せつける行為を指しますが、マウンティングする人は、自分が人からどう見られているかを気にしすぎているように思います。他人の目を気にしてマウントを取ったり取られたり、そんなことでメンタルに不調をきたしては、自分で自分の心身を傷つけているようなものです。「他人と比べて自分がどうあるか」ではなく、「自分のいまの状態に自分自身が満足しているか」ということに目を向けていくようにしましょう。

アドバイス

余計なプライドは、捨ててしまわないとどんどんと体を蝕んでいく「がん細胞」のようなものです。他人のペースで生きるのではなく、自分のペースで生きることが、自律神経を整えるうえで大切なのです。

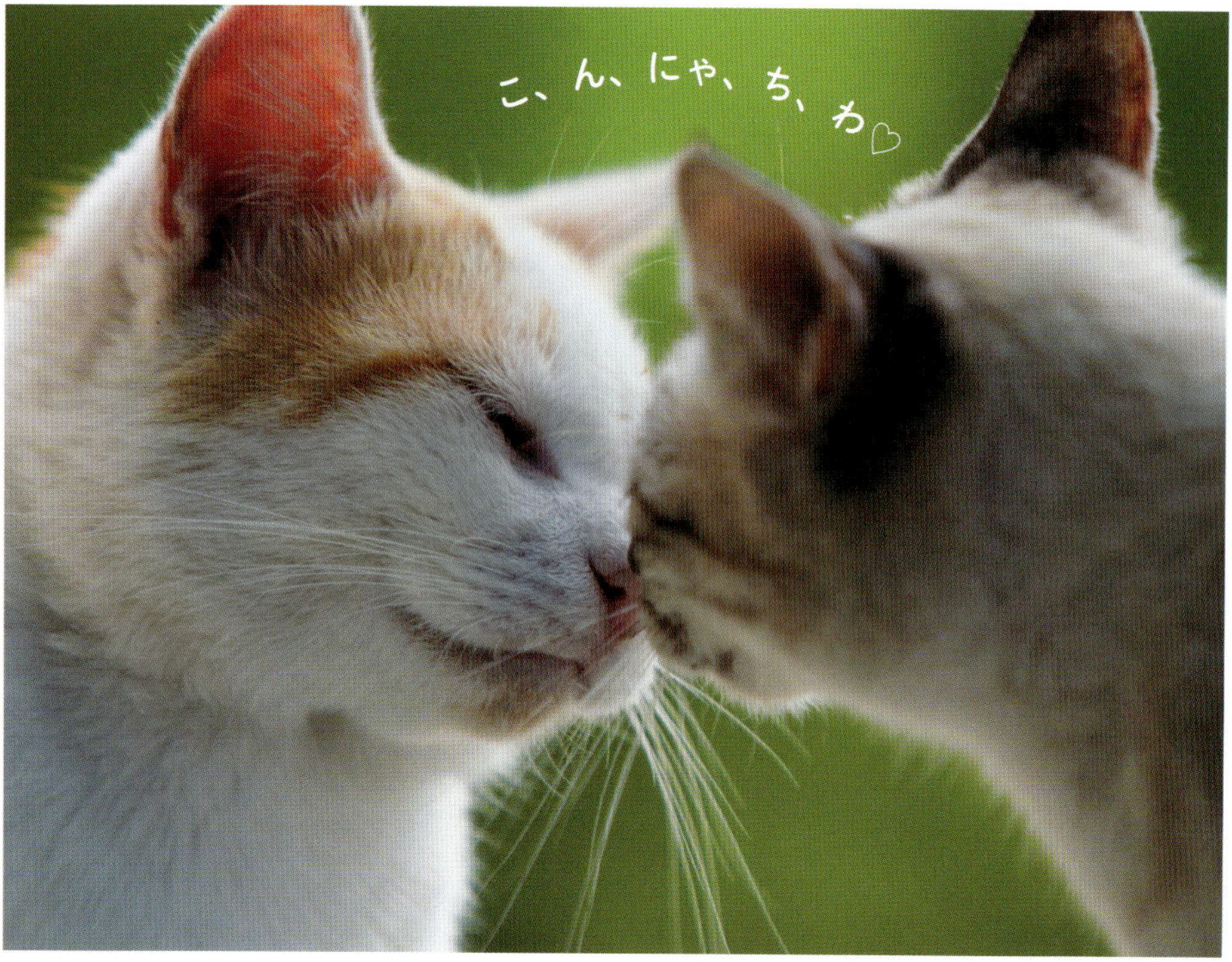

言葉を返すときは、ゆっくり静かに

お悩み

相手の言葉に、つい感情的に反応してしまいます

どうすればよくなる？

何かを言い返したくなったときは、ひと呼吸おいてゆっくり話しましょう

相手に反論をするときなどは、感情が入れば入るほど、人は早口になります。しかし、興奮して感情のままに言葉を返す行為は、交感神経が上がり、自律神経を乱すことにつながります。さらには自分の言いたいことを整理しないまま相手にぶつけたところで、相手も感情的になってしまい、悪循環になるばかりです。相手に何かを伝えたいときは、ひと呼吸おいてゆっくりと話す。そうすることで、自身の自律神経も整い、人間関係もスムーズになっていくのです。

アドバイス

ゆっくり話す習慣を身につけると、だんだんと感情も穏やかになっていきます。相手のペースに乱されることなく、まずは自身の感情を安定させることを意識しましょう。

どんなときでも
「ゆっくり」「丁寧」に

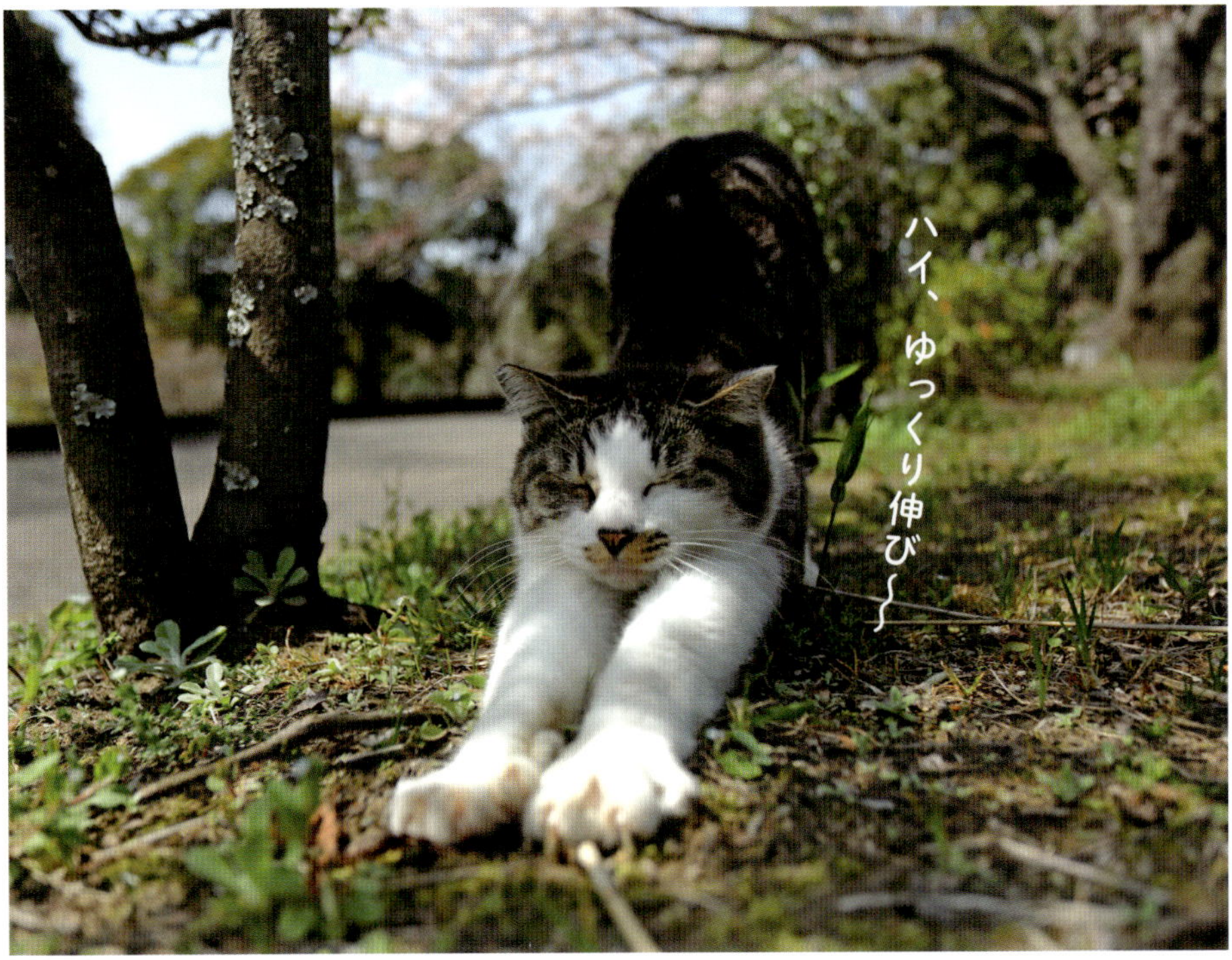

お悩み

忙しいときに限って、ミスを連発してしまいます

どうすればよくなる？

忙しいときほど「ゆっくり」「丁寧に」という言葉を心のなかで唱えましょう

「忙しい」という漢字は「心（りっしんべん）」を「亡くす」と書きますが、心に余裕がなくなると、いろいろなことが雑になってしまうのは致し方ないことです。しかし、時間に追われてさまざまなことを焦って処理していると、ミスが起こったり、トラブルが発生したりして、余計に自律神経は乱れていきます。慌てて対応したことでミスが発生し、二度手間になってしまうようだったら、少しでも時間をかけて丁寧にいちどで終わらせるほうが、結果的には効率もよくなるでしょう。

アドバイス

忙しくて不安を感じるときは、いちど作業の手を止めてゆっくり深呼吸をしてみましょう。心を落ち着けることで頭のなかが整理され、いろいろなことがスムーズに進められるようになるでしょう。

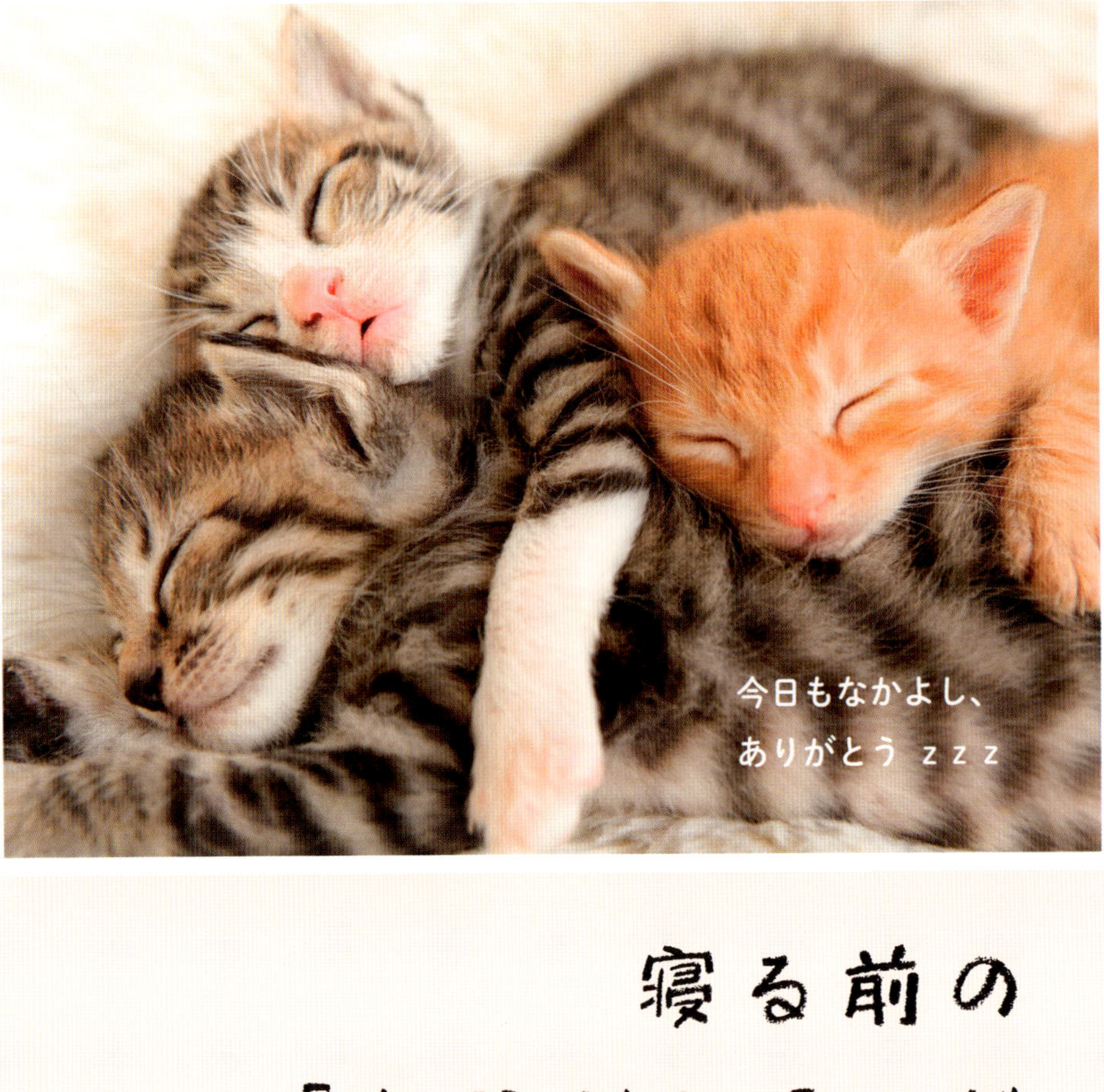

寝る前の「ありがとう」が幸せを運んでくる

お悩み

いろいろなことが気になって なかなか眠れません

どうすれば よくなる?

寝る前に、感謝の言葉を唱えましょう

患者さんのお悩みのなかでも、睡眠に関するご相談はとても多いです。とくに寝つきの悪い方のお悩みに、「あれこれ気になって、寝ようとしても目がさえてしまう」というものがあります。そんな方にこそおすすめしたいのが、夜、寝る前に心のなかで「ありがとうございました」と唱える習慣です。「感謝」の言葉を口に出すと、幸せホルモンとも呼ばれている「オキシトシン」の分泌が活発になり、自律神経が整っていくのです。ぜひ試してみてください。

アドバイス

「布団の上で正座をし、深呼吸しながら心のなかで感謝する」を、寝る前の習慣にしましょう。

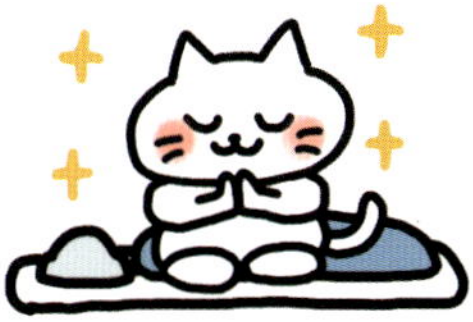

成功体験を増やす

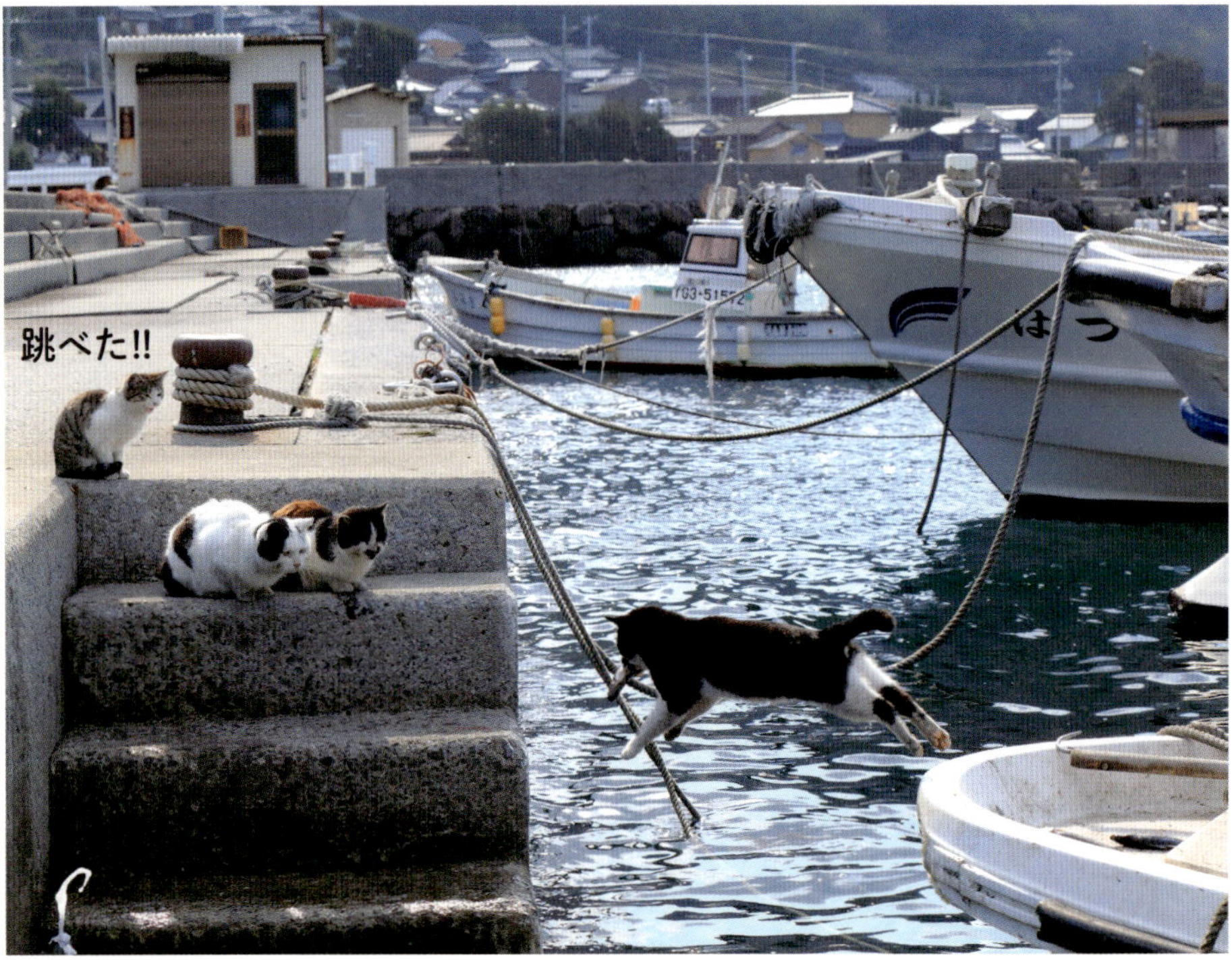

お悩み

同じ失敗を繰り返してしまいます

どうすればよくなる?

小さな成功を積み重ねていきましょう

「できなかったこと」を「できなかったまま」にしておくと、また同じことをしなければならなくなったときに大きなストレスとなり、自律神経が乱れる原因となります。この解決法は簡単で、「できることに上書き」していけばいいのです。待ち合わせに遅刻しがちな人は、時間を10分逆算して行動するように、料理の味つけが決まらない人は、レシピの分量にきちんと従うようにと、自分の行動を改めたことによる成功体験が増えれば増えるほど、日常は快適になっていくのです。

アドバイス

忘れ物が多い人は、出かける際の持ち物リストをメモしておくようにしましょう。家を出る前にリストを見直すだけで、忘れ物はぐんと減ります。出かけた先でも慌てることがなくなり、自律神経も整うでしょう。

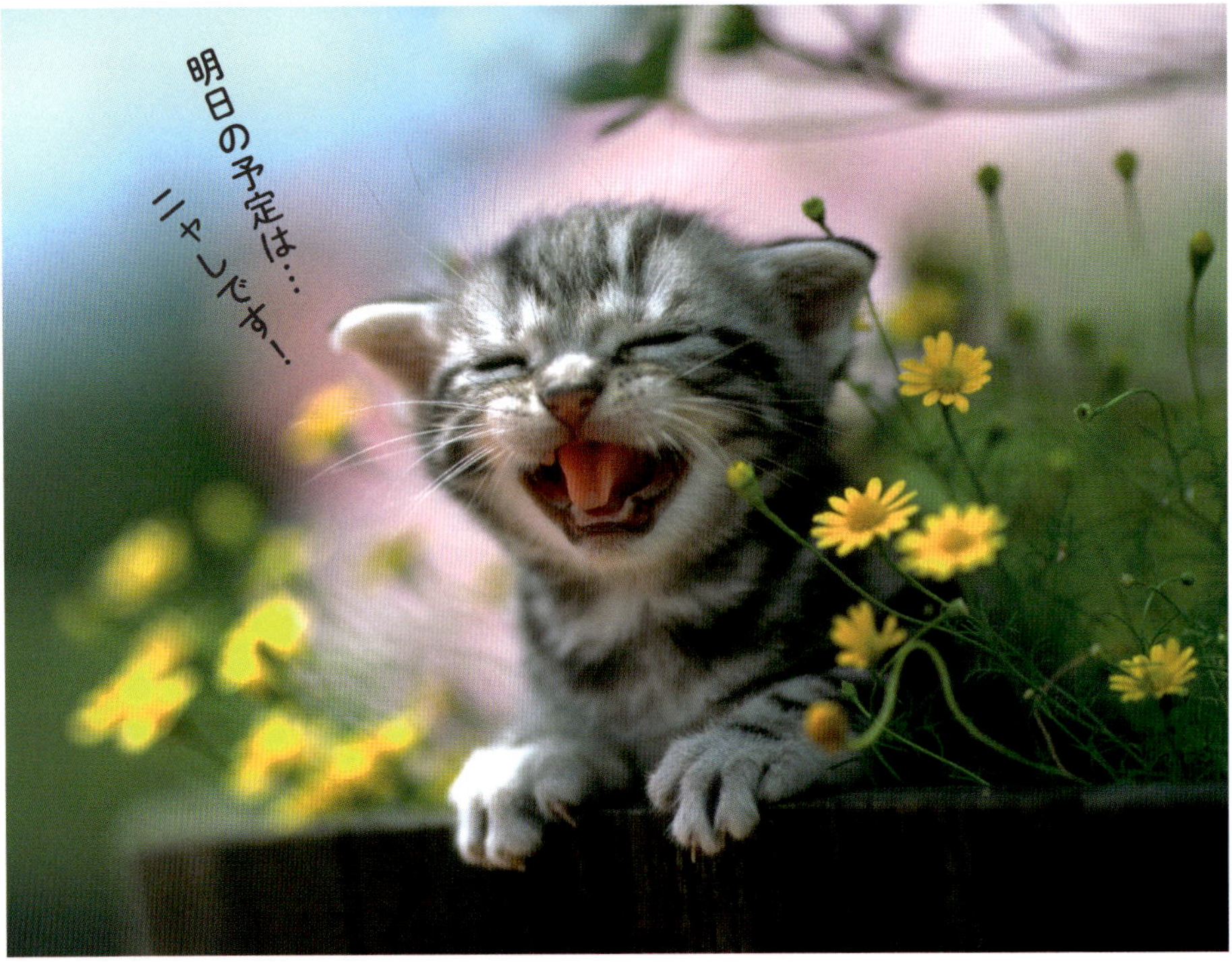

「明日の私」を イメージしよう

お悩み

いつも余裕がなくて焦ってしまいます

どうすればよくなる?

翌日のシミュレーションを、前日のうちにしておきましょう

自律神経が乱れがちな人の様子を見ていると、すべてが行き当たりばったりになっている気がします。出かけようと思ったら少し肌寒く、慌てて長袖の服を探していたらいつもの電車に乗り遅れてしまった……など、これでは一日のスタートからしてリズムが崩れまくりです。私はいつも、前日のうちに頭のなかで翌日のシミュレーションをし、天気予報を見て着る服まで決めておきます。そうすることで、焦ることなく朝から落ち着いて一日を過ごすことができるのです。

アドバイス

流れを頭のなかでイメージしておくことで、一日は驚くほどスムーズに過ごせます。スマホに翌日の流れをメモすることもおすすめです。さらに数日先までイメージしておくと、行動に無駄がなくなります。

1時間にいちど「リフレッシュ」しよう

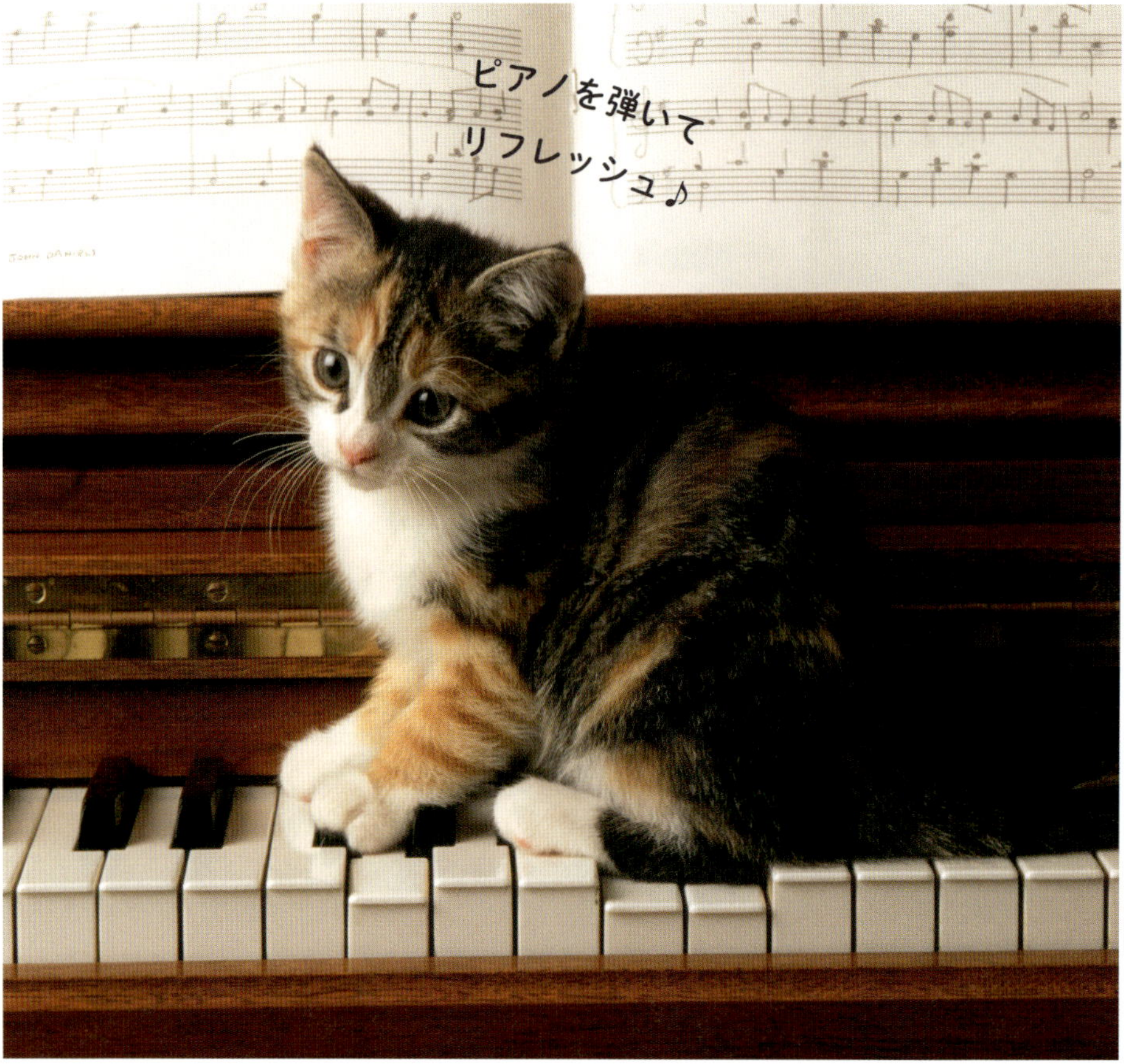

お悩み

集中力が続かず、仕事や勉強がはかどりません

どうすればよくなる？

1時間にいちど休憩すると決めて、仕事や勉強を始めましょう

仕事や勉強の最中、気づいたらスマホをだらだらと見てしまっていることはありませんか？　自身の集中力のなさに落ち込んでしまうかもしれませんが、そもそも人間の集中力はそれほど長くは続きません。それならば、1時間にいちど休憩を入れると決めたほうが、結果的に効率はよくなります。その際のリフレッシュ法としては体を軽く動かすことがおすすめですが、好きなことでかまいません。適度にリラックスすることで自律神経が整い、より集中できるようになるでしょう。

アドバイス

好きな音楽を聴くと副交感神経が高まり、体がリラックスするので、休憩時間に音楽を聴いて過ごすのもおすすめです。

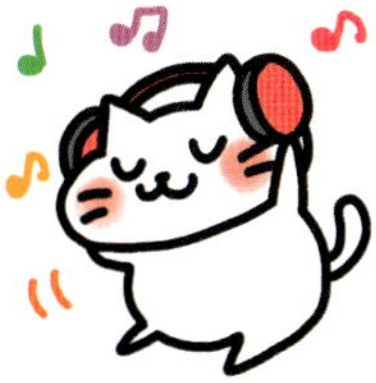

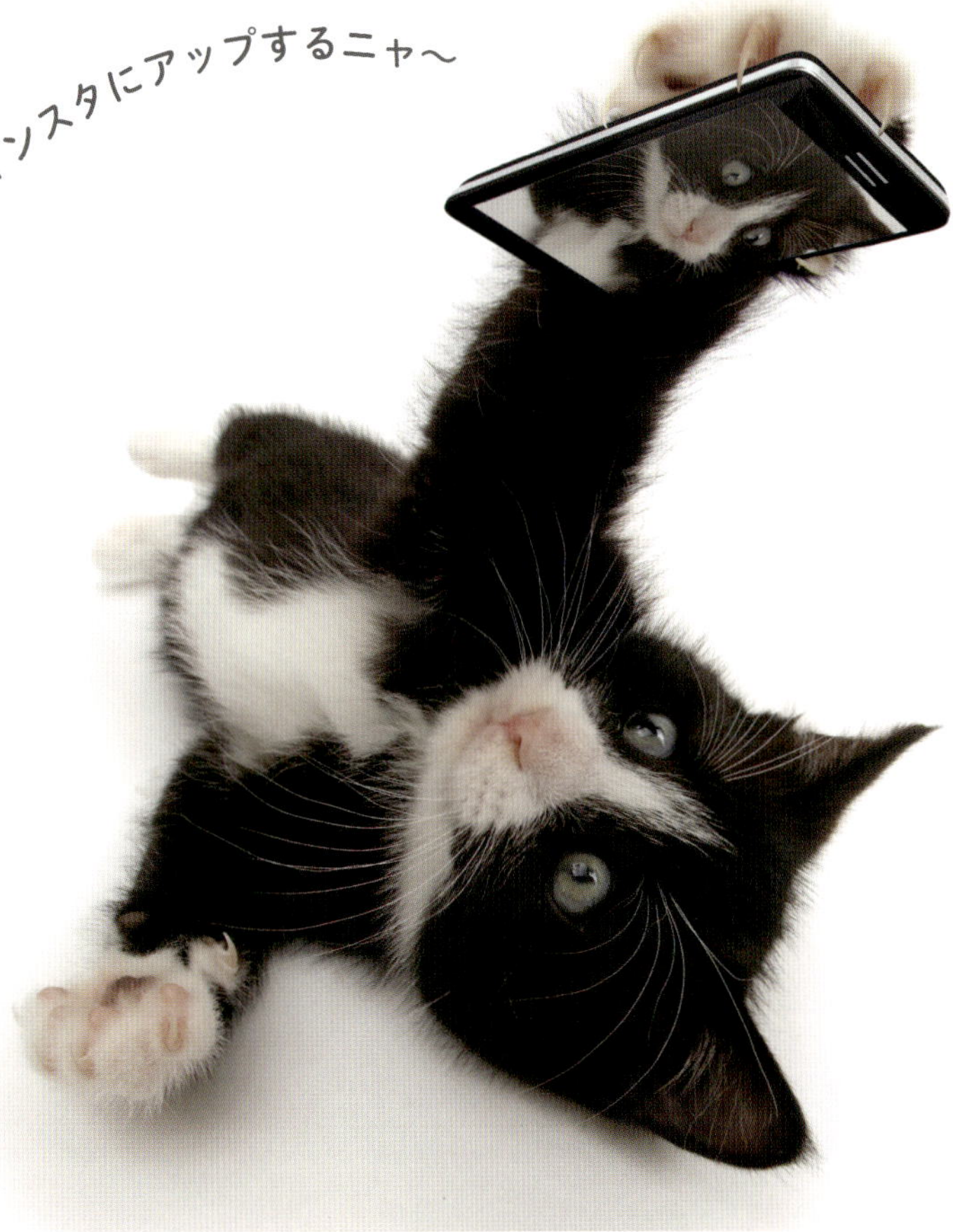

他人の反応は気にしない

お悩み

SNSの反応が気になりスマホを手放せません

どうすればよくなる?

SNSはあくまで自分の記録用と考えるようにしましょう

SNSに依存すればするほど、自律神経は乱れていきます。とくに感情を乱されてしまうのが、「いいね」の数が少なかったり、モヤッとするコメントが書き込まれたりするときです。私も花や風景の写真を撮ってインスタグラムにアップしていますが、あくまで「自分の日常の小さなリセット」のための写真ですから、他人の反応はあえて気にしません。そんなふうに、SNSも「自分と向き合う時間」にしてしまうと、リフレッシュのツールとして使うことができるのです。

アドバイス

私は写真を撮るのが好きなので、アルバムにしまうような感覚でインスタグラムを続けています。「毎日写真を撮ってインスタに上げる」のを習慣とすると、ちょっと散歩に出る理由づけにもなりますよ。

「いちど決めたら悩まない」と決める

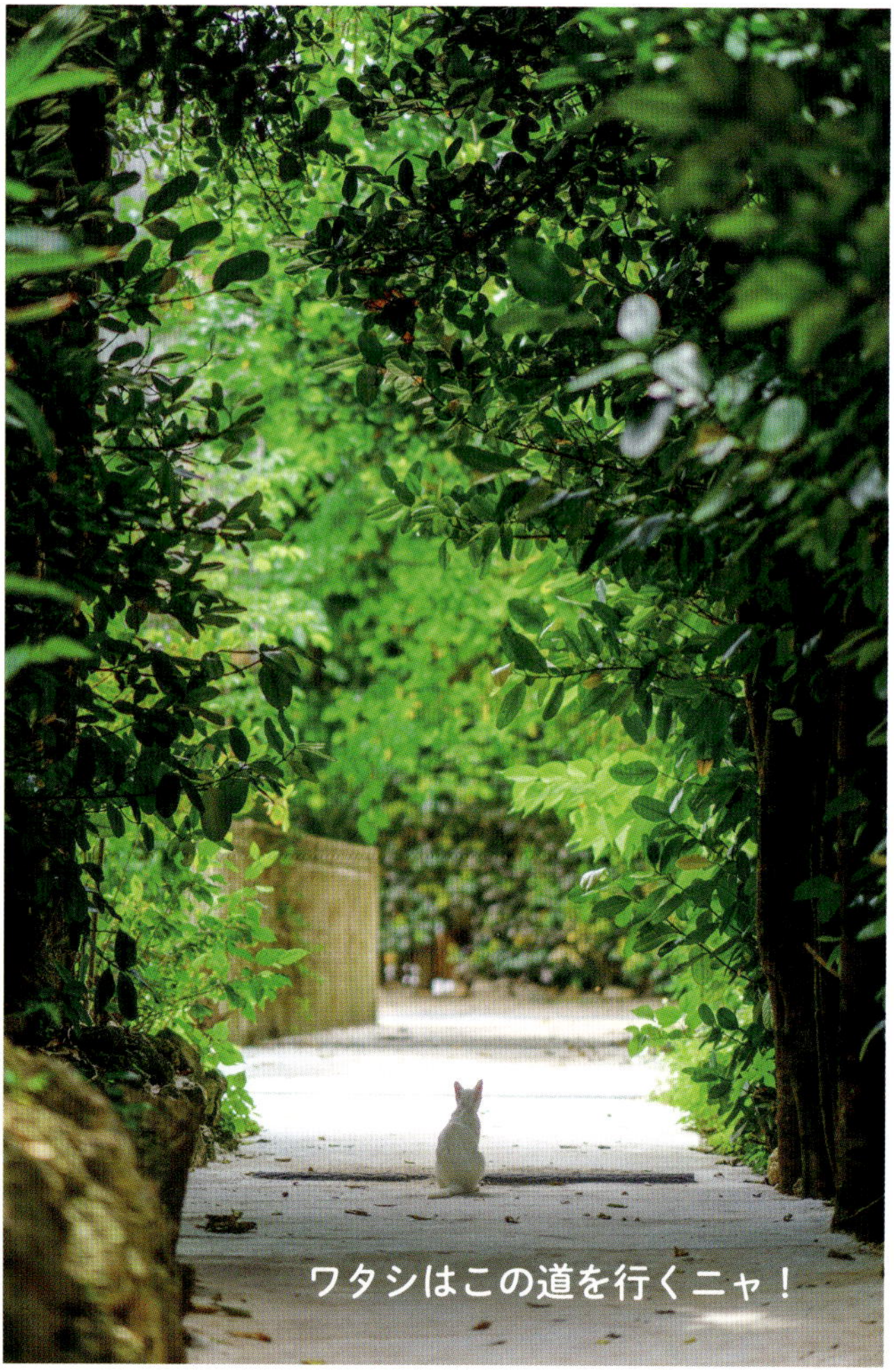

お悩み

決めたことに、つい後悔してしまいます

どうすればよくなる?

いつまでもくよくよと考えず、決めたら心を切り替えましょう

人生は選択の連続です。ましてや現在は商品も多様化しており、食器用洗剤ひとつとっても、どれを選べばいいのか悩んでしまうことでしょう。何度も買うものなら使っていくなかで自分に合ったものを見つければいいですが、行動に関しては、決断がいちど限りのこともあります。しかし大切なのは、いちど決断を下した場合は、迷わずにそれを遂行するということです。たとえ失敗したとしても、別の選択肢をとって成功したかどうかはわかりません。前に進むことが大切なのです。

アドバイス

大切なのは、「決断すること」ではなく、「決断した自分を肯定する」という考え方です。そうすることで迷いもなくなり、心も安定し、ひいては自分自身の成長にもつながっていくのです。

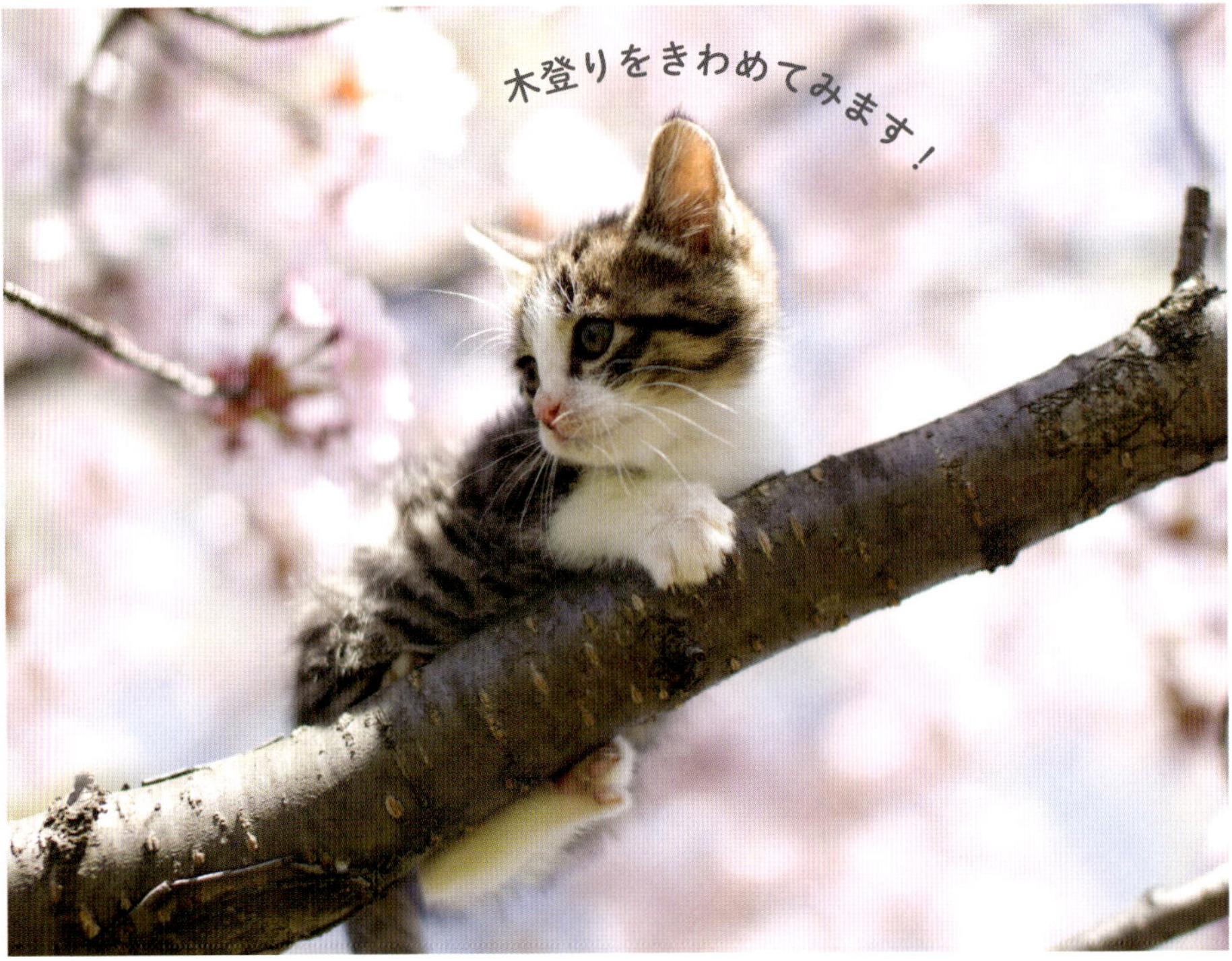

やみくもに
手を出すのは
もうやめよう

お悩み

資格を取りたいけれど、どれも長続きしません

どうすれば
よくなる?

自分の得意なことや好きなことに絞って勝負しましょう

「私はこれで成功しました!」といった体験談をSNSで見るたびに、「自分も何かを始めなきゃ!」と焦ってしまう人もいるのではないでしょうか。新しいことに挑戦するのは有意義なことですが、やみくもに手を出しているようでは、焦るばかりで自律神経が乱れてしまいます。もちろん、若いうちは自分の「好き」や「得意」を見つけるまであれこれやってみることも大事ですが、ある程度経験を重ねた年齢になったら、「自分の得意分野」で勝負するよう努めてみましょう。

アドバイス

料理や写真など、身近な「得意」を探求することでも、日々は充実していきます。

私はいまが
いちばん若い

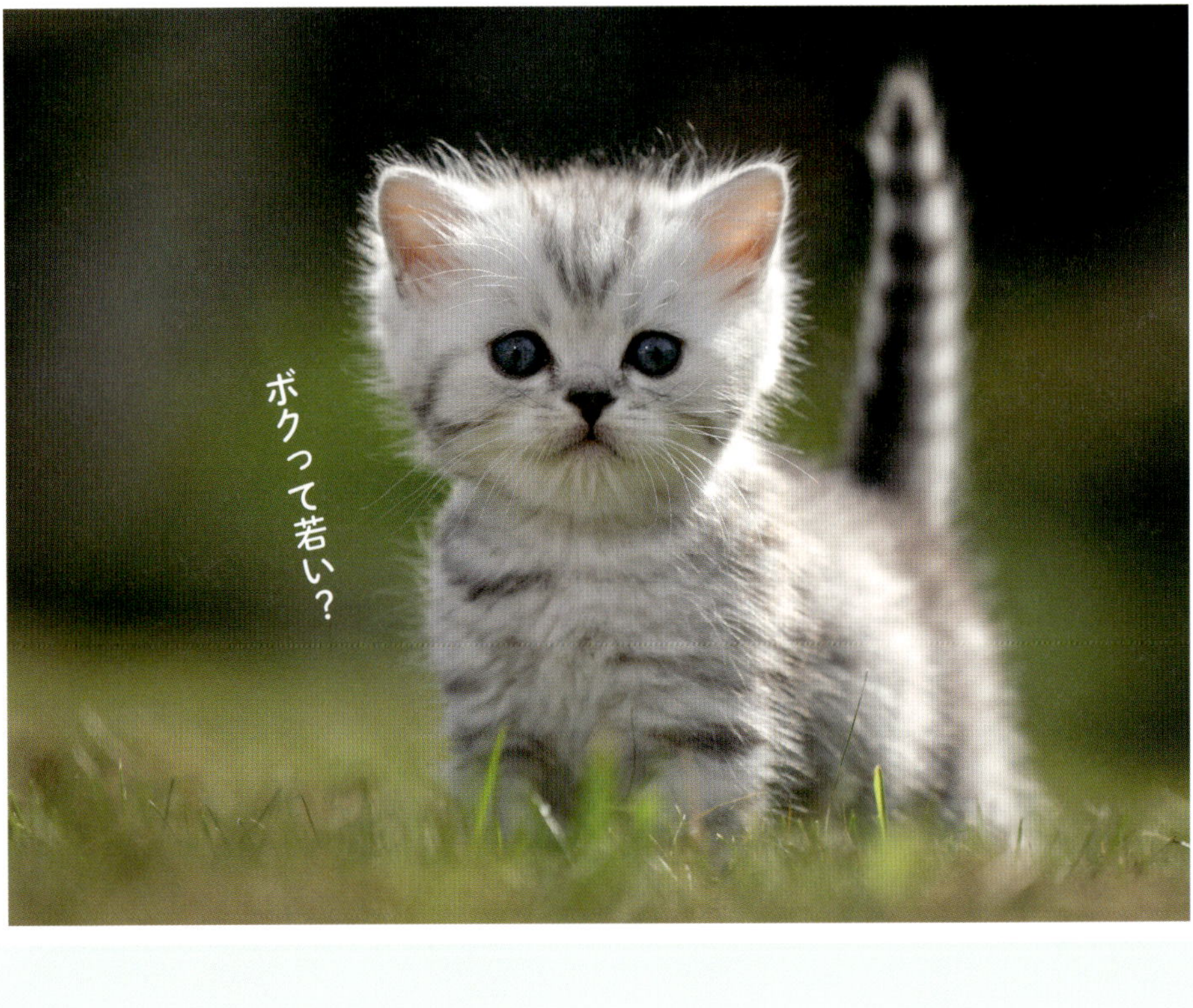

お悩み

新しいことを始めようと思っても
つい億劫になってしまいます

どうすれば
よくなる？

つねに「いまがいちばん若い」ということを意識しましょう

年を重ねると、体力の衰えに自信を失ったり、若い人をうらやんだりしがちです。でも、考えてみてください。10年後のあなたは、いまのあなたを「あのころはまだ若かった」と思うはずです。年だからといってあきらめてしまったことを、10年後に「せめて10年前に始めていれば」と後悔するかもしれません。体を鍛える、生活習慣を改善する、あちこち旅行に行くなど、いますぐ始められることはたくさんあります。ぜひ「いちばん若い自分」のうちにチャレンジしてください。

アドバイス

私の周りにも60歳を過ぎてから新しい趣味やスポーツを始める人がたくさんいて、そういう人たちはもれなく健康で若々しいです。気力は若さの秘訣です。興味のあることには、どんどんチャレンジしましょう。

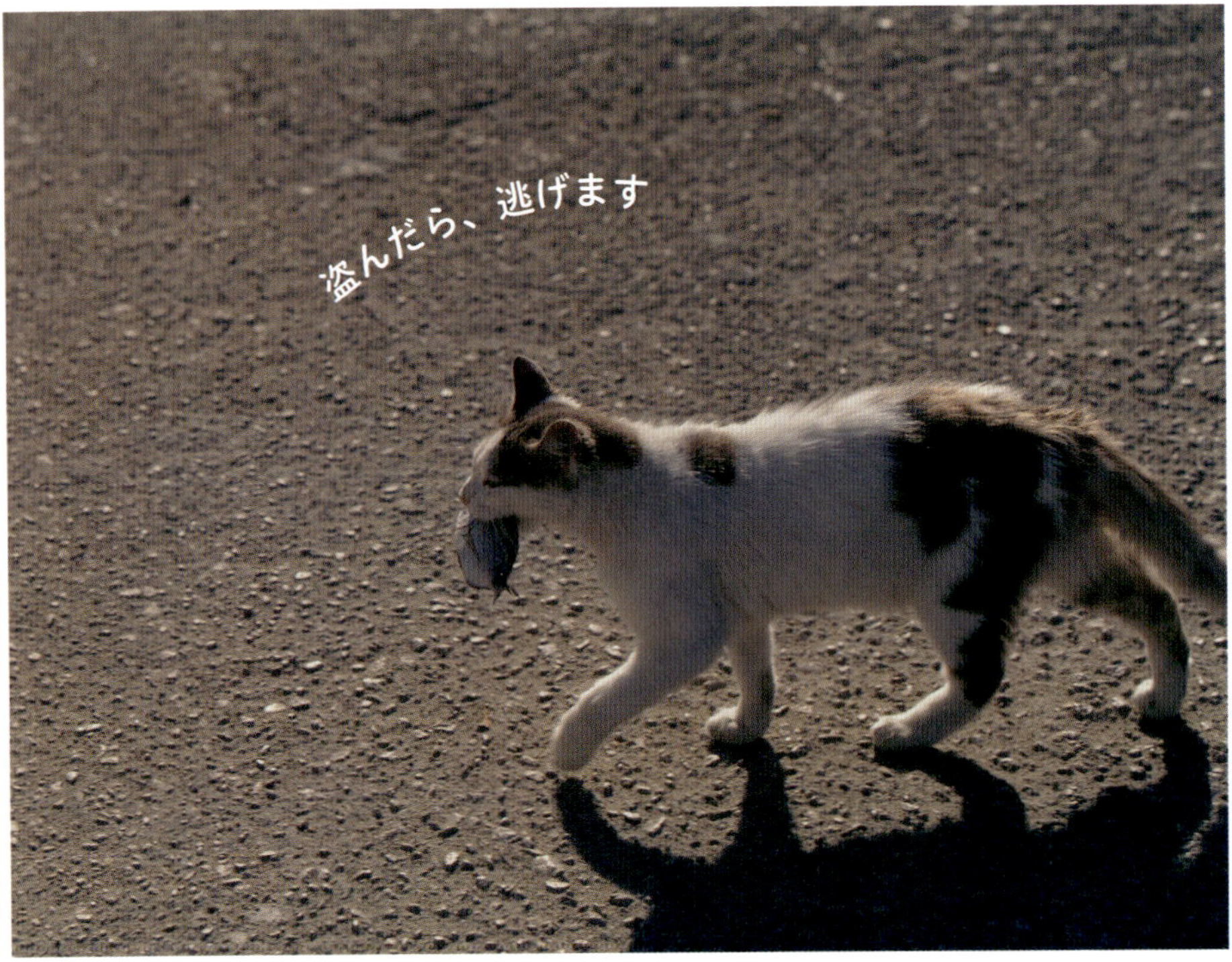

「逃げる軸」を持つ

お悩み

すぐに嫌なことから逃げてしまいます

どうすればよくなる?

「なぜ逃げたのか」の軸を明確にしておきましょう

以前に比べると「我慢しなくてもいい」「逃げてもいい」という風潮が広まったことで、救われた方も多くいることでしょう。ただし、実際には逃げた自分を責めて、メンタルに不調をきたしてしまう人も大勢います。ここで大切なのは、「逃げた理由を明確にしておく」ことです。自律神経を整えるうえで大切なのは、自分自身のなかに「軸」を持つこと。つねに判断の「軸」を明確にしておくことで、心が乱されることも少なくなり、自身の状態は安定していくのです。

アドバイス

「逃げる軸」を明確にすることで、人に理由を聞かれたときにも自信を持って答えることができます。大切なのは言い訳を探すことではなく、「自分の答え」を作っていくことです。

つねに「バッファ」を持たせよう

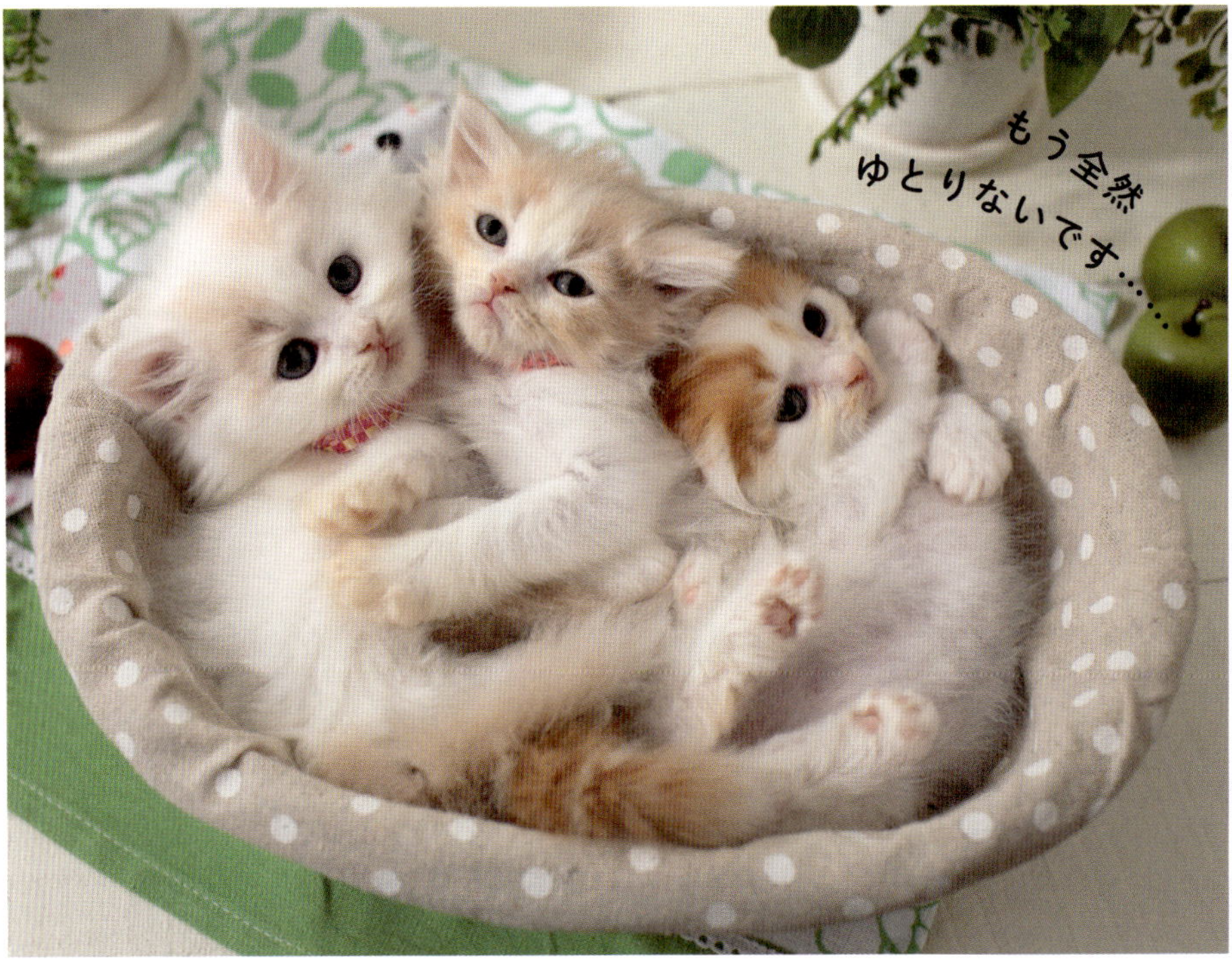

お悩み

物事の流れが早すぎて、とても疲れます

どうすればよくなる？

「ゆとり」をつねに意識して、一日の行動を組み立てましょう

最近のビジネス用語に「バッファを持たせる」というものがあります。スケジュールや予算に余裕やゆとりを持たせて組むことを指しますが、時間や予算きっちりで組むよりも、バッファがあったほうが融通も利き、物事が進めやすくなります。同様に、毎日の自分にも「バッファ」を持たせて過ごしてみましょう。そうすることで、何かトラブルが起こって予想外の時間を取られたり、急な長電話につかまったりしても、一日の帳尻が合い、焦ることなく過ごすことができます。

アドバイス

他人のペースに合わせると自分の時間が削られてしまいますが、自分の時間の使い方は自分にしか決められません。できないことはできないとはっきりと伝えて、自分の「バッファ」を作っていきましょう。

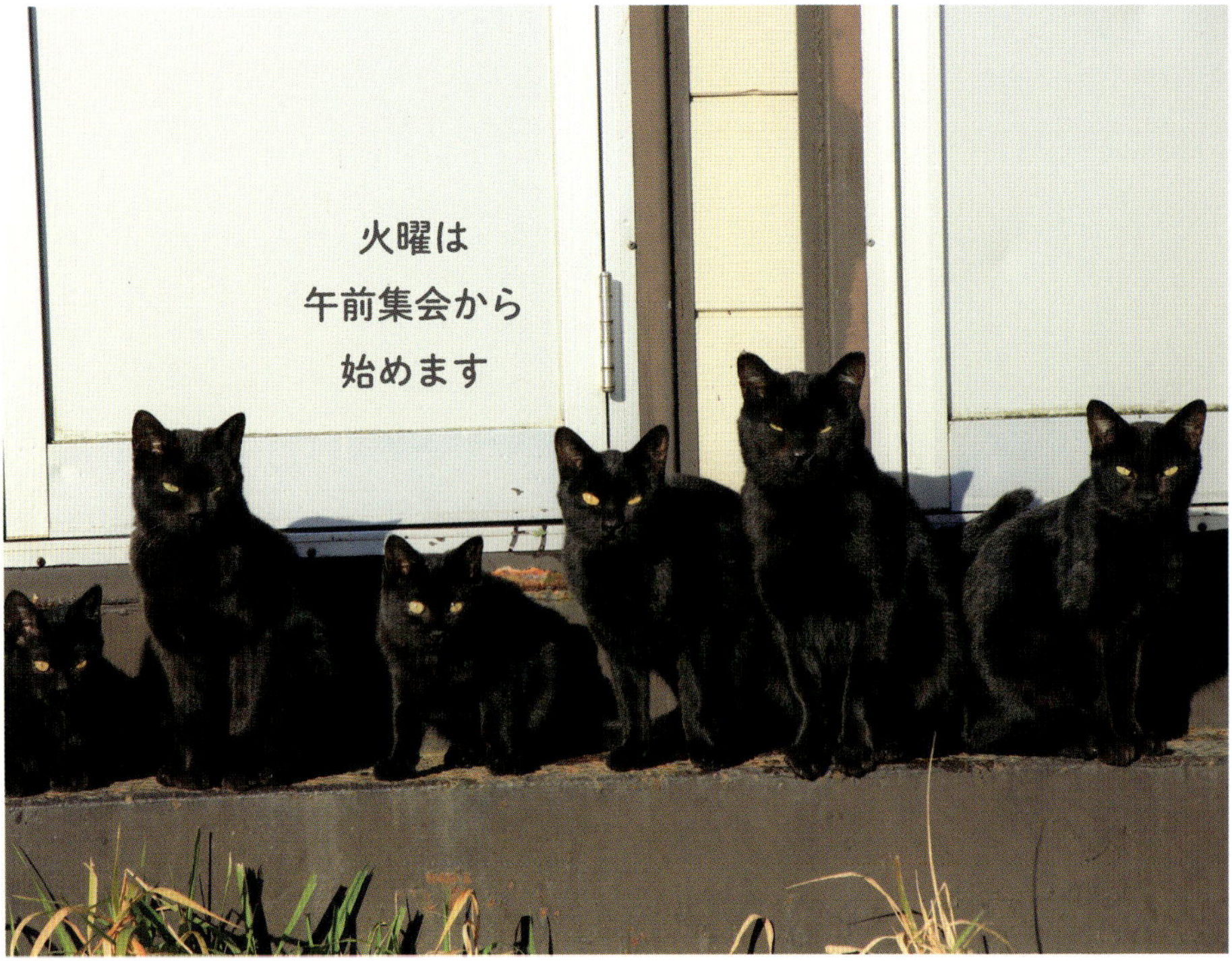

気分で動くと
調子が崩れる

お悩み

気分が乗らなくて、何も片づきません

どうすればよくなる？

「やるべきこと」を決めて、キビキビ動くことを意識しましょう

朝からなんだか気分が乗らない。そんな日は誰にでもあると思います。でも、気分が乗らないからといってなんでも後回しにしてしまうと、安定したパフォーマンスを提供することができなくなります。パフォーマンスのムラをなくすには、だらだらと過ごさないことが大切。「朝の20分でタスクをひとつこなす」「気が乗らないタスクは、火曜日の午前中にやる」などと決めることで、気分のムラに惑わされずに、やるべきことをこなしていくことができるのです。

アドバイス

やりたくないことを後回しにすると、コンディションはどんどん乱れていきます。嫌なことほど早めに片づける、または「これは○日まではやらない」と決めておくことで、心の負荷を軽減することができます。

ミスの原因は「流れ」にあり

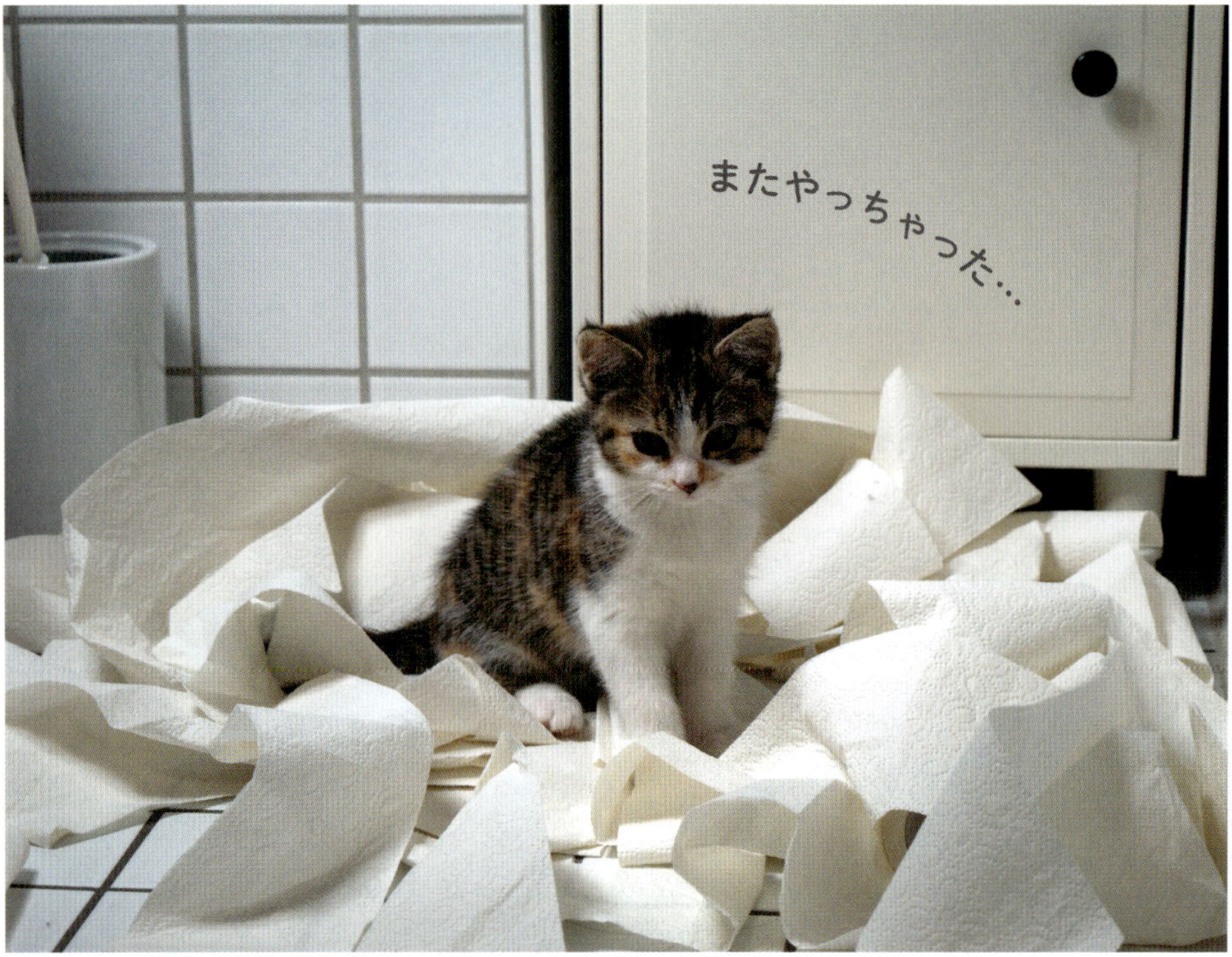

お悩み

似たようなミスを何度も繰り返してしまいます

どうすればよくなる？

ミスが起こった「流れ」を見直してみましょう

誰にでもうっかりミスはあるものです。でも、いつも似たようなミスをしてしまう人は、ミスそのものではなく、ミスが起こった流れを見直して、二度とミスが起こらない仕組みを作っていくことが大切です。たとえば書類の記入ミスが多い人は、集中力のある午前中に記入を済ませるなど、環境を見直してみるのもよいでしょう。ミスが続くと、焦りで自律神経が乱れます。落ち着いて丁寧な作業ができるよう、まずはミスが起こらない仕組み作りを考えてみましょう。

アドバイス

いろいろなものが煩雑な状態だと、ミスは起こりやすくなります。「整理整頓」「情報の一元管理」「スケジュール管理」を心がけることで、おのずとミスは少なくなっていくでしょう。

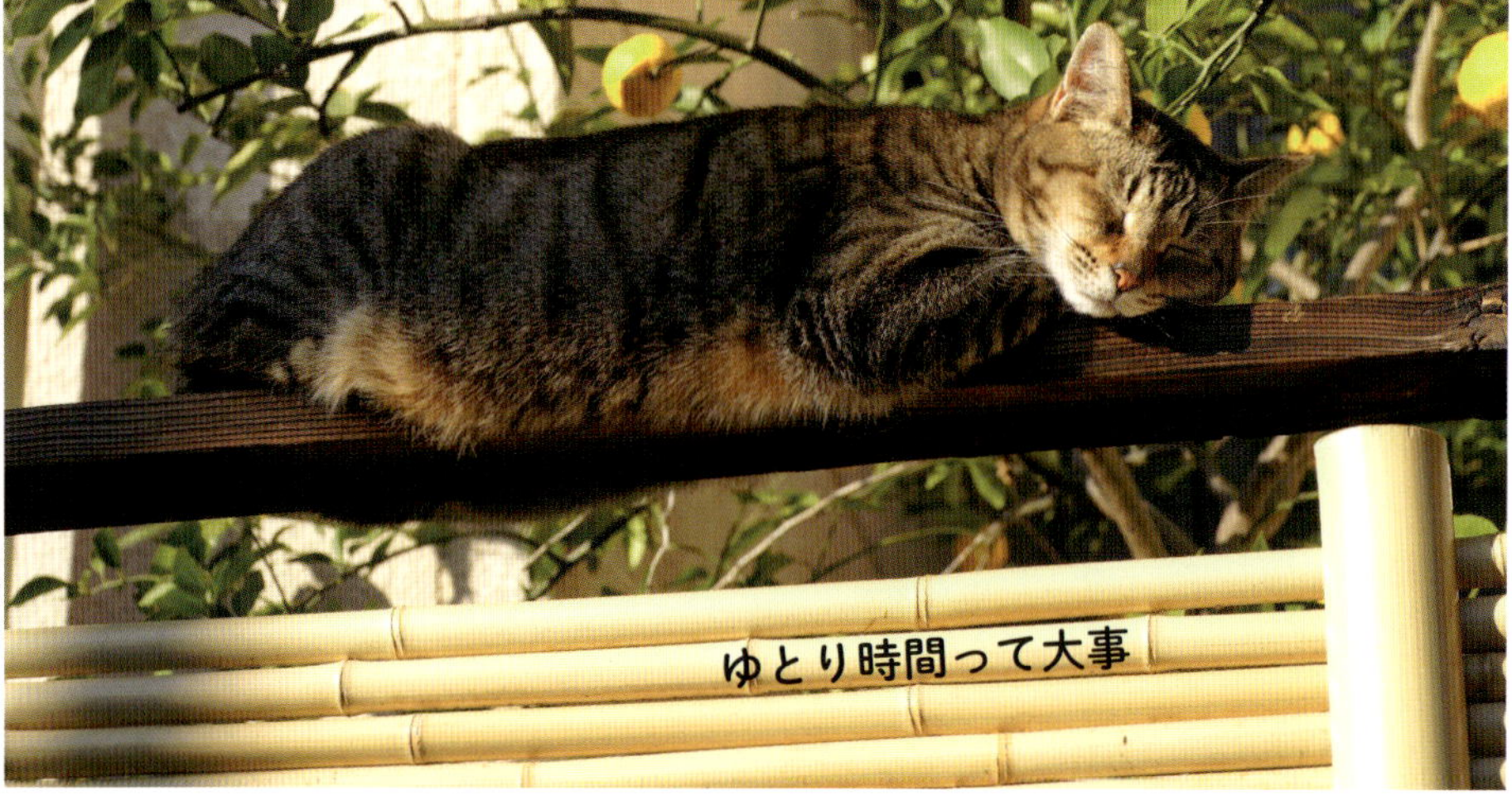

「がんばらなくても こなせる」を 目安に

郵便はがき

105-0003

切手を
お貼りください

(受取人)
東京都港区西新橋2-23-1
3東洋海事ビル
(株)アスコム

にゃんこと整える。

読者　係

本書をお買いあげ頂き、誠にありがとうございました。お手数ですが、今後の出版の参考のため各項目にご記入のうえ、弊社までご返送ください。

お名前	男・女	才
ご住所　〒		
Tel	E-mail	
この本の満足度は何％ですか？		％
今後、著者や新刊に関する情報、新企画へのアンケート、セミナーのご案内などを郵送またはeメールにて送付させていただいてもよろしいでしょうか？ □はい　□いいえ		

返送いただいた方の中から**抽選で3名**の方に
図書カード3000円分をプレゼントさせていただきます。

当選の発表はプレゼント商品の発送をもって代えさせていただきます。
※ご記入いただいた個人情報はプレゼントの発送以外に利用することはありません。
※本書へのご意見・ご感想およびその要旨に関しては、本書の広告などに文面を掲載させていただく場合がございます。

●本書へのご意見・ご感想をお聞かせください。

ご 協 力 あ り が と う ご ざ い ま し た。

お悩み

時間があくと、つい予定を入れてしまい、結局、疲労困憊してしまいます

どうすればよくなる？

一日にこなせる作業量をオーバーしていないかを自問しましょう

私は通常の病院業務以外にもさまざまな仕事をこなしていますが、病院以外の仕事は、一日に2つまでにしています。なぜなら、前の仕事が押した際に焦ってしまったり、最後の仕事が終わるのが夜遅くになると翌日の準備が不十分になったりして、自分のペースが崩れてしまうからです。人によって一日にこなせる作業の量はさまざまだと思いますが、「がんばらなくてもこなせる」くらいの量にしておくことが、安定したパフォーマンスを続けるうえでは大切なのです。

アドバイス

仕事だけでなく、知人や友人と会う予定もなるべく日をずらしたほうがいいでしょう。一日に一人または1グループと向き合うことで、ゆっくりと話もでき、記憶に残る有意義な会合になるのです。

返事は
意図を明確に

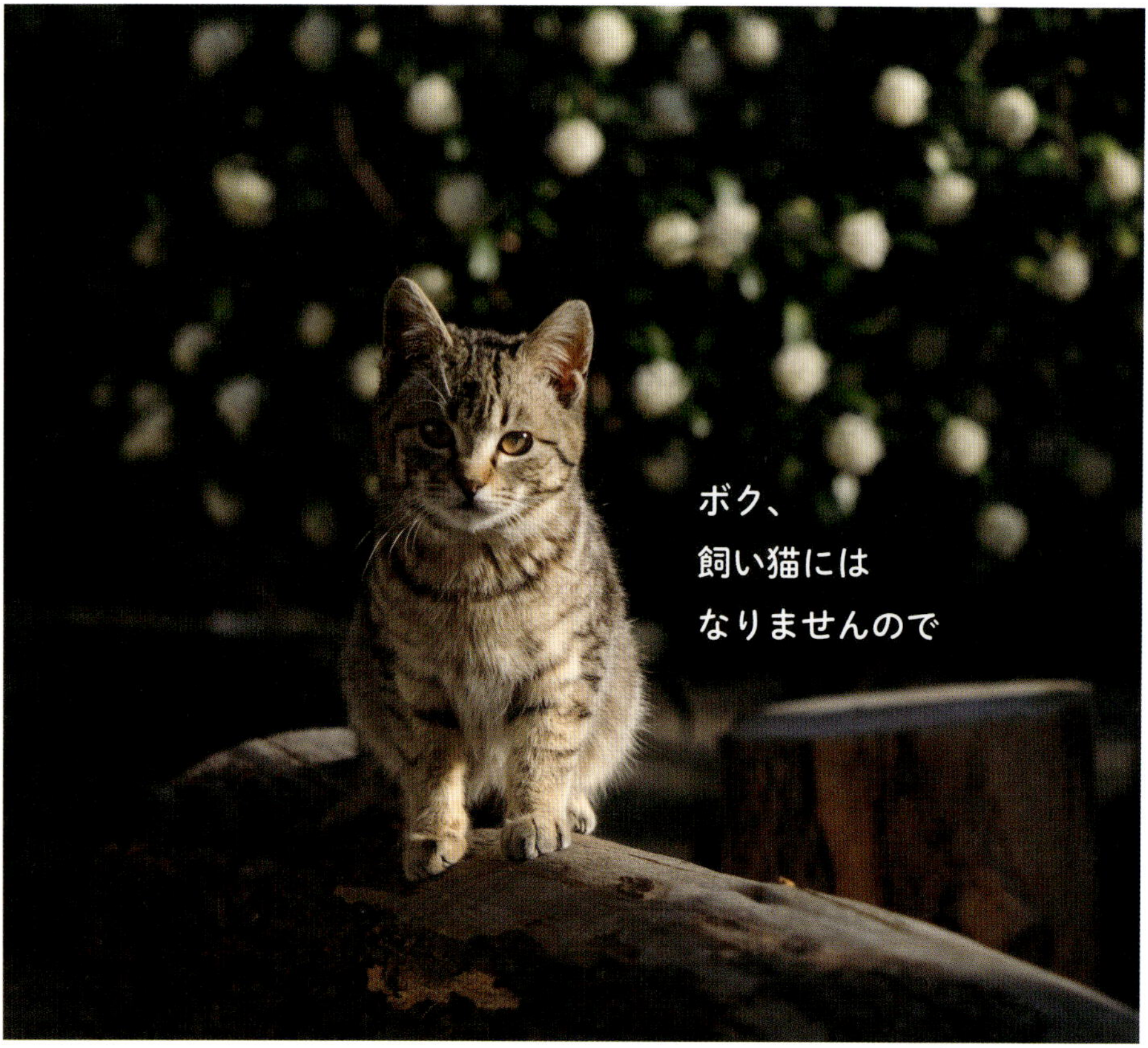

お悩み

断ったつもりが、ちゃんと伝わっていないことが多いです

どうすればよくなる？

はっきり断ったうえで次回がなければ、「ご縁がなかった」と思いましょう

知人からの頼み事やお誘いなどを断らなければならないシチュエーションは、多々あります。とはいえ、「嫌われたらどうしよう」と思うと、断るのも気が重くなりますよね。でも、そういう意識からつい曖昧な返事をすると、相手が誤解をしてしまうこともあります。大事なのは「その日は行けません。申し訳ありません」と、相手がわかるようにはっきりと伝えることです。もし断ったことで二度と誘われなくなったとしたら、その相手とはご縁がなかったと思いましょう。

アドバイス

曖昧な返事をすると、相手からの確認も増え、何度もやり取りの必要が発生します。不要なやり取りはストレスがたまって体にも悪いので、メールはなるべく1往復で終わらせることを心がけましょう。

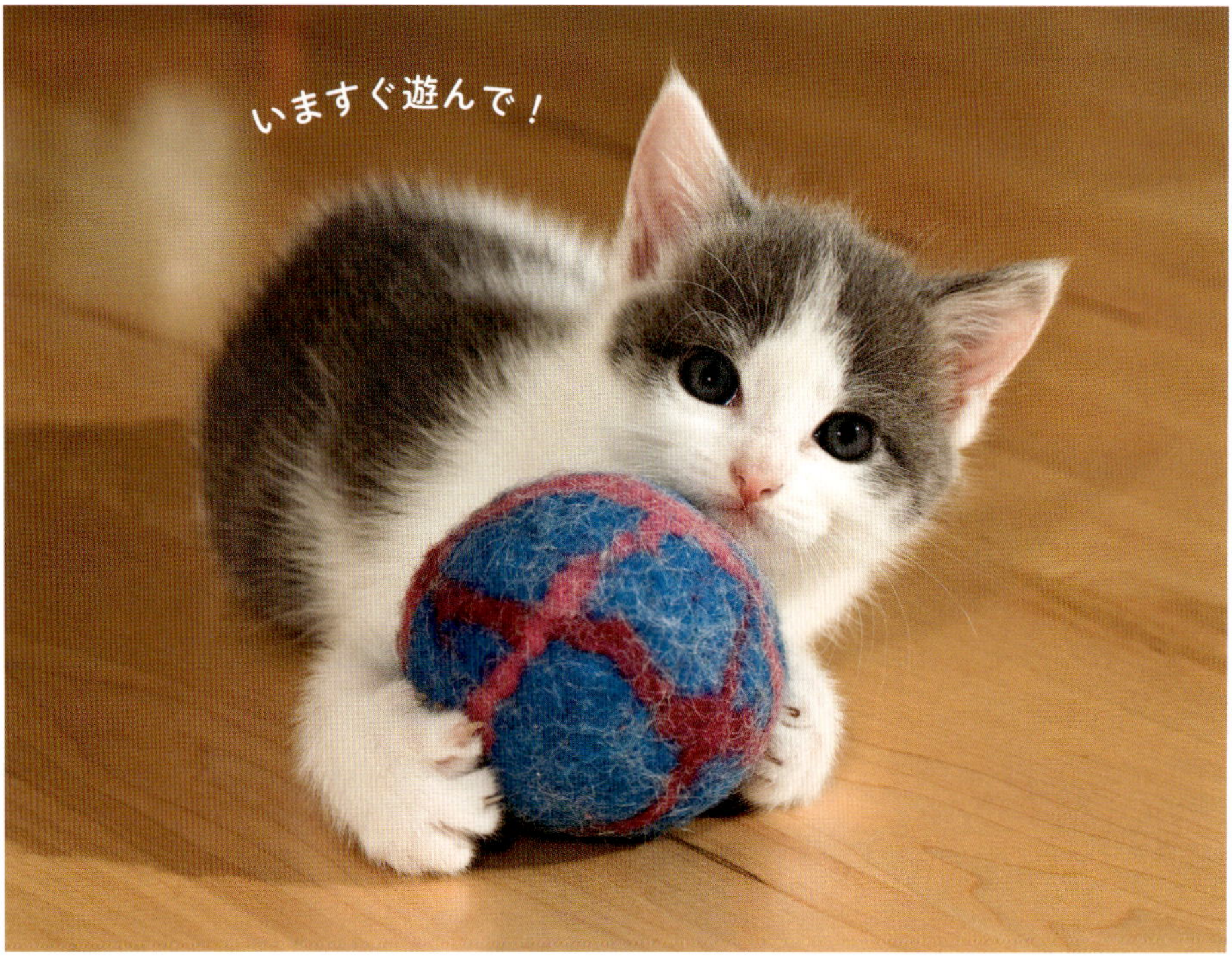

言われたら、
すぐに動く

お悩み

やれと言われると、つい「なんで自分が？」と思ってしまいます

どうすればよくなる？

簡単なことなら「すぐに動く」を心がけましょう

人に何かを頼まれると、つい「なんで自分が？」と思ってしまうことはありませんか？　私は極力「言われたらすぐに動く」と決めています。とくに家庭内では効果てきめんです。大切なのは、頼まれたことの内容を吟味することではなく、「すぐに動く」と決めることです。自分で決めたことですから、そこには不満の感情も発生しません。物事を熟考するうえでは逡巡《しゅんじゅん》することも大切ですが、簡単なことなら動いてしまったほうが自分も楽ですし、相手も喜ぶので一石二鳥です。

アドバイス

大切なのは、相手と自分の作業量を比較しないこと。「自分はこれだけやっているのに、相手はあんまり働いていない」と思ってしまうと、かえってストレスです。「できることはすぐにやる」を心がけましょう。

「心がときめく予定」を入れる

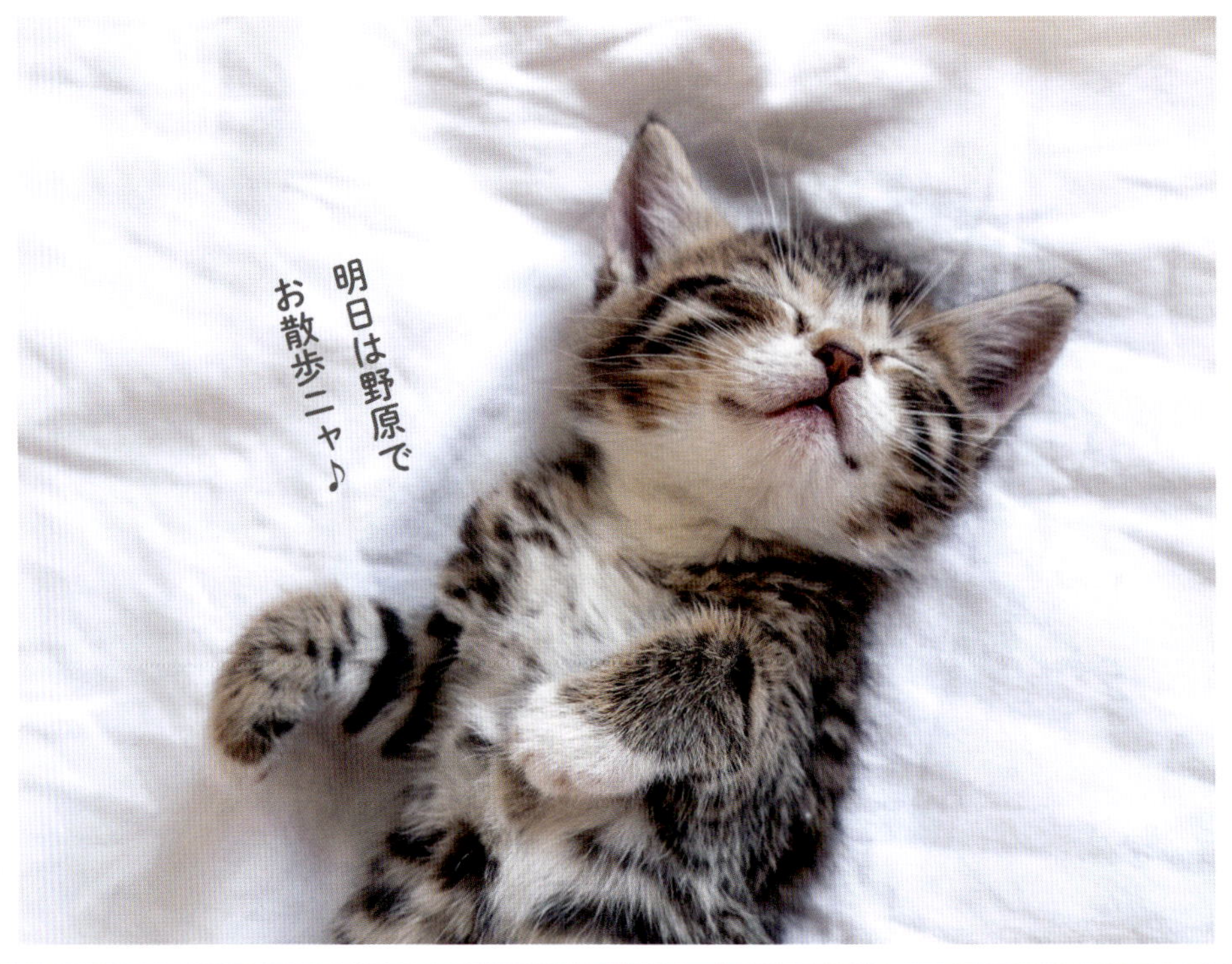

お悩み

毎日が単調で生活にめりはりがありません

どうすればよくなる？

意識的に「心がときめく」ような楽しい予定を入れていきましょう

家でごろごろすることも、休息という意味では大切ですが、毎日がその状態だと副交感神経が上がりっぱなしで次第にやる気が出にくくなり、心身ともに悪い流れから抜け出せなくなってしまいます。安定した毎日を過ごすことも重要ですが、意識的に「気分が上がる」予定を積極的に入れていくことも、自律神経の状態をよくするうえではとても大切です。先の予定を入れることで未来の楽しみができ、「その日までがんばろう」と明るい気持ちで日々を過ごせるようになるのです。

アドバイス

旅行が好きな人なら「まだ行ったことがない場所に行く」や、散歩が好きな人なら「いつもと違う道を歩いてみる」など、好きな物事のなかに初めての体験を入れ込んでいくことも効果的です。

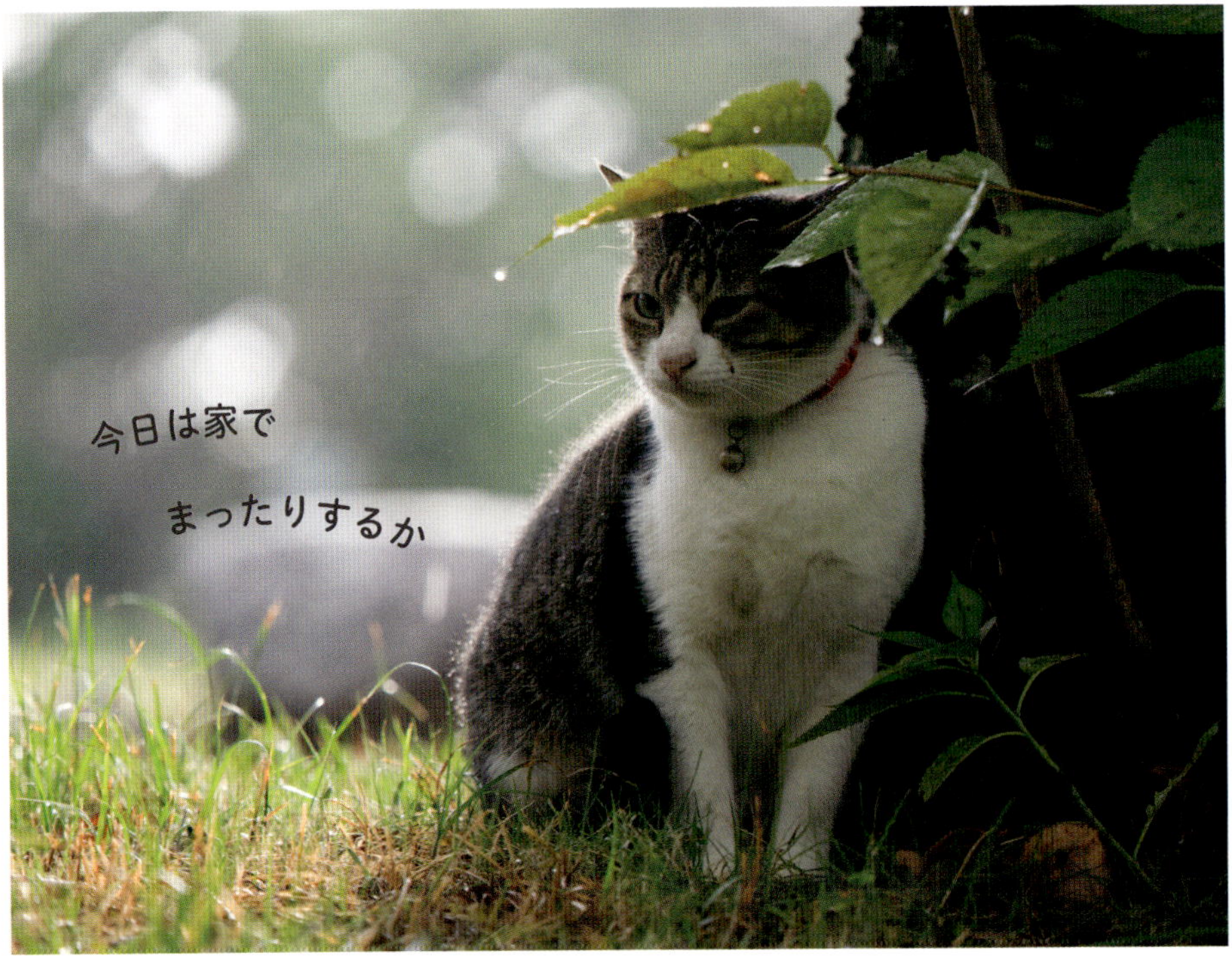

天気が悪い日は「要注意」の日

お悩み

雨の日は嫌なことが起こりやすい気がします

どうすれば
よくなる?

「注意のスイッチ」を入れていきましょう

自律神経は気圧と密接な関係があります。気圧が上がったり下がったりすると、耳の奥にある「内耳」という器官がそれらを敏感に察知し、脳に伝達された気圧情報によって自律神経はストレス反応を引き起こします。つまり、「天気が悪い日は、みんなの自律神経が乱れがちになっている」わけですから、思わぬトラブルが発生する確率も高くなります。天気が悪く体調がすぐれない日は無理に予定をこなそうとせず、できるだけ早く寝てしっかりと睡眠をとるようにしましょう。

アドバイス

病院で仕事をしていると、天気の悪い日に事故が起こりやすいことに気づきます。雨の日は道路の状態だけでなく、人々の状態も不安定になるため、いつも以上に慎重に過ごすようにしましょう。

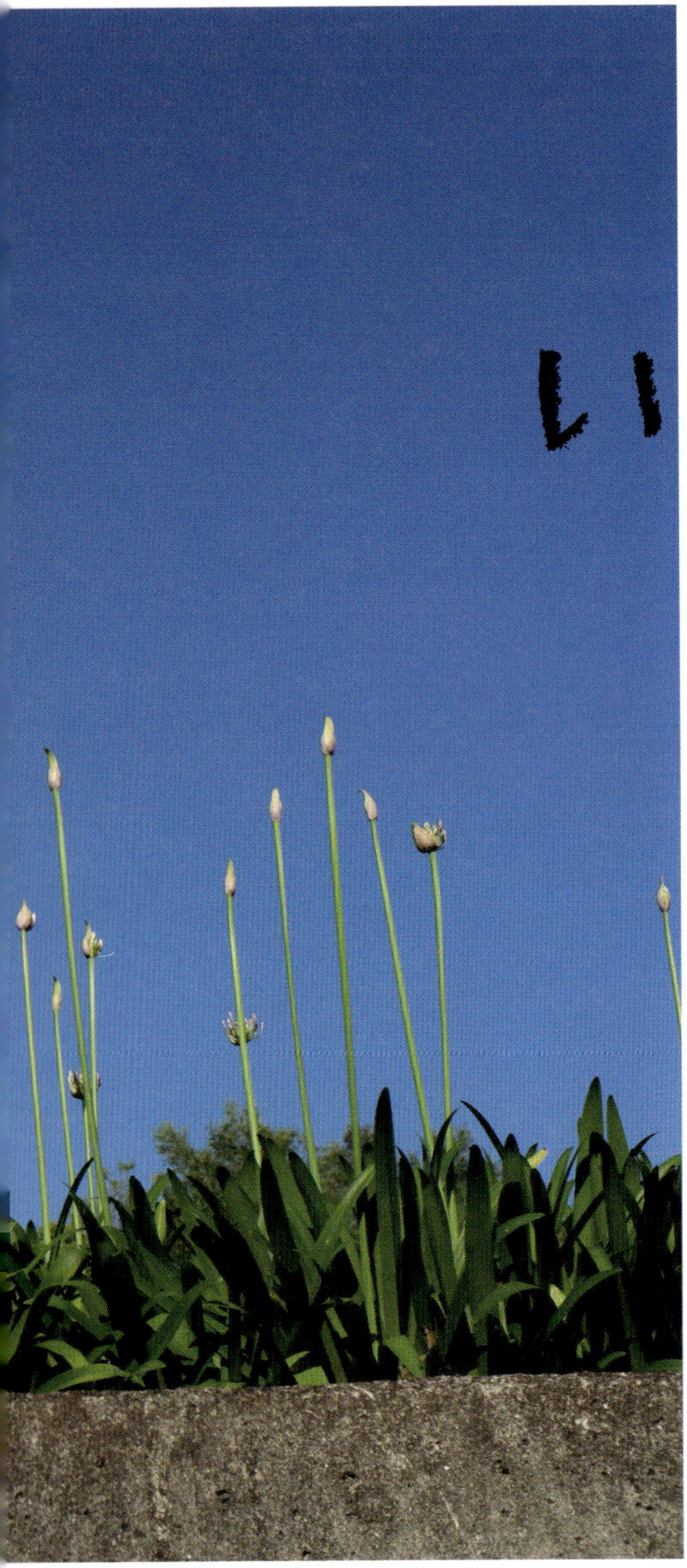

第2章

いつもの習慣を整える

自律神経を整えるために大切なのは、
毎日の習慣を安定させることです。
急がず、焦らず、慌てずに過ごすために、
毎日の行動パターンを見直してみましょう。

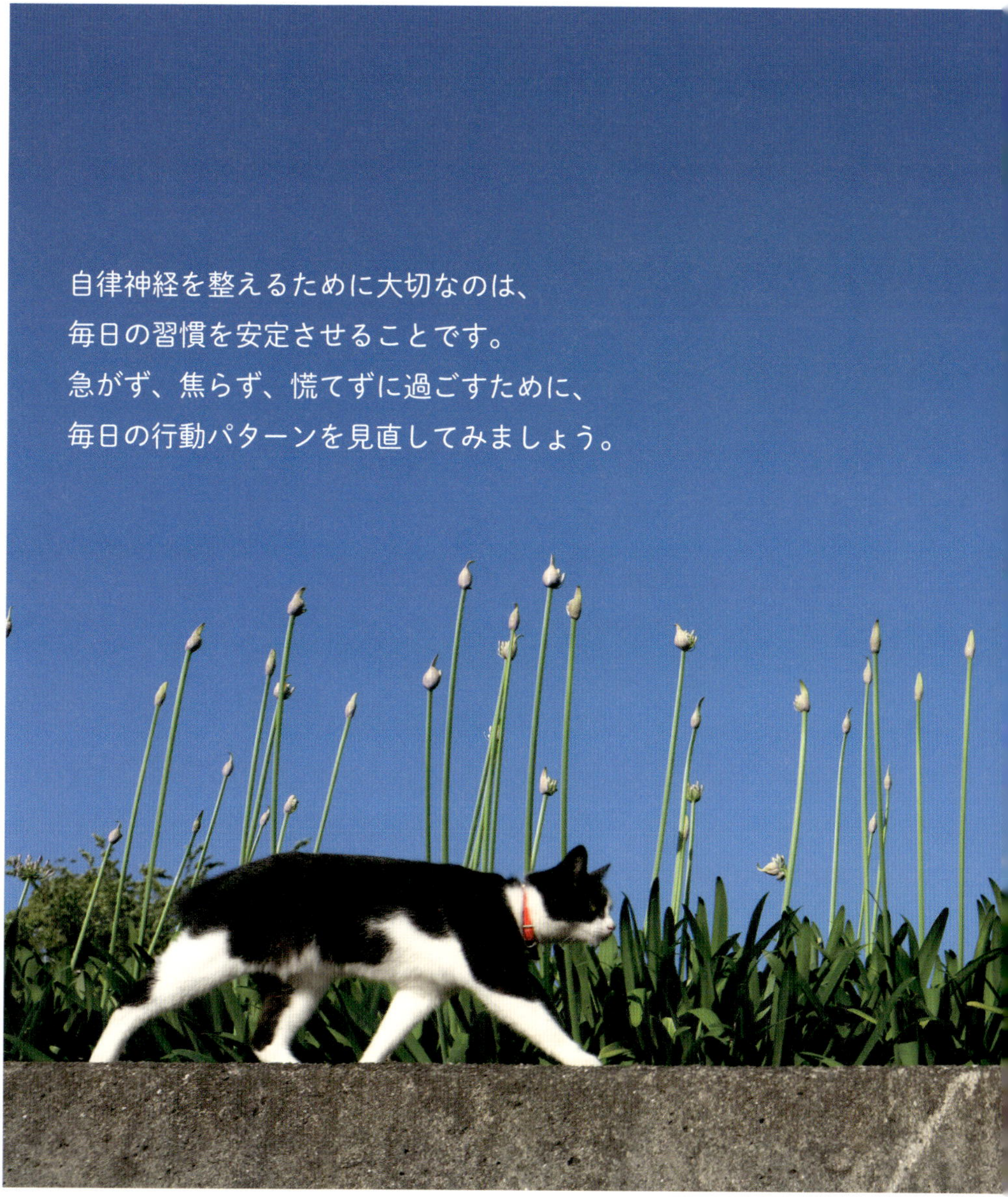

「不便」に敏感になろう

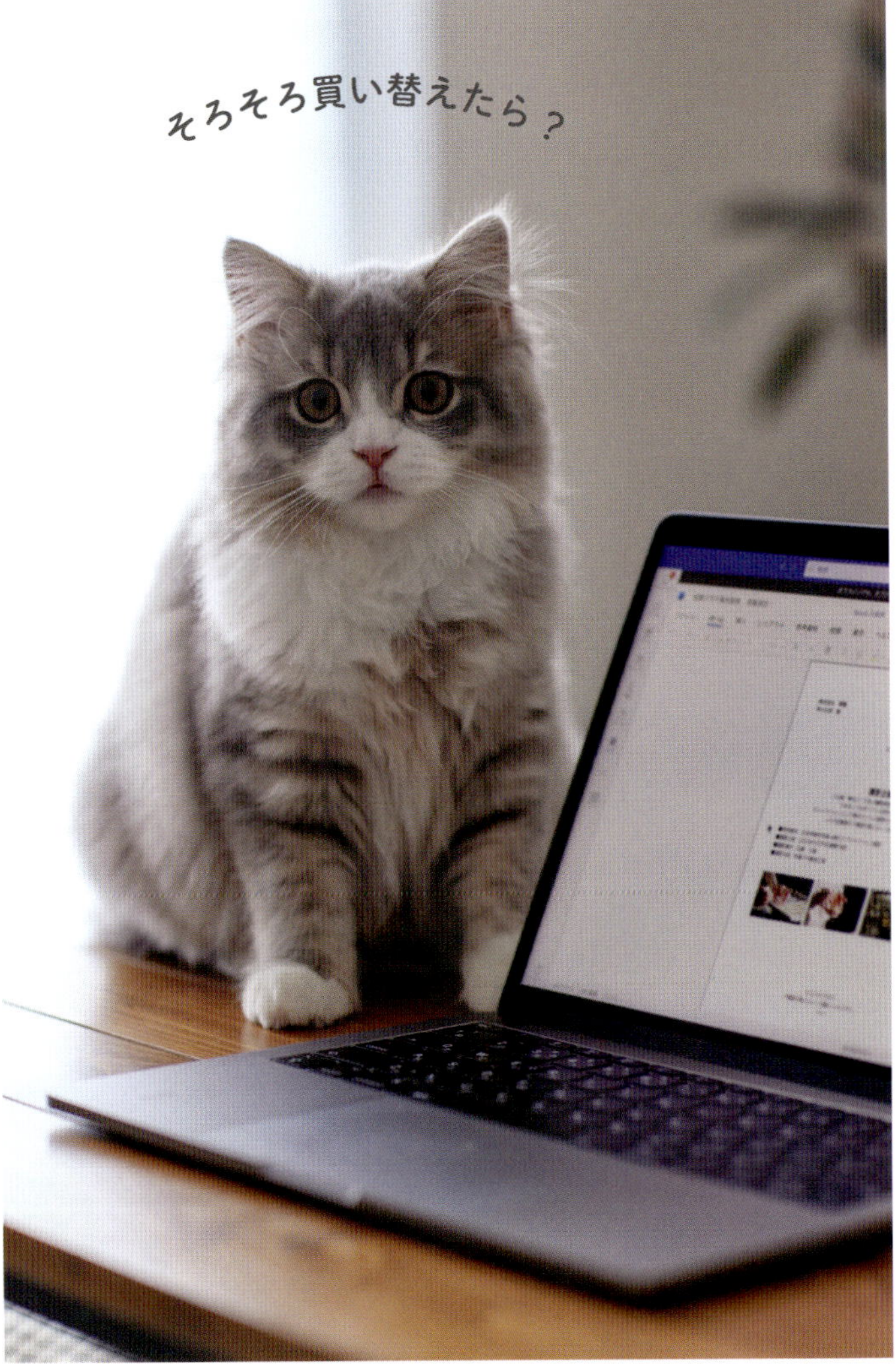

お悩み

使いにくさに、つい目をつぶってしまいます

どうすればよくなる?

用途を明確にして、持ち物を「最適化」しましょう

たとえばいま使っている鞄、ポケットの数が少なくて不便だけど、買い替えるのも面倒だからそのままにしている。そんな人は、いますぐ鞄を見直しましょう。毎日使うものを「最適化」することは、自律神経を整えるうえで重要なポイントです。パソコンやタブレットを持ち運ぶことが多い人は軽量で丈夫な鞄を、毎日お弁当を持っていく人は中の仕切りがしっかりしているものをなど、日常の些細なストレスを軽減することで、自律神経はおのずと整っていきます。

アドバイス

スマホ決済をよく使う人は、この機会に財布も見直してみましょう。

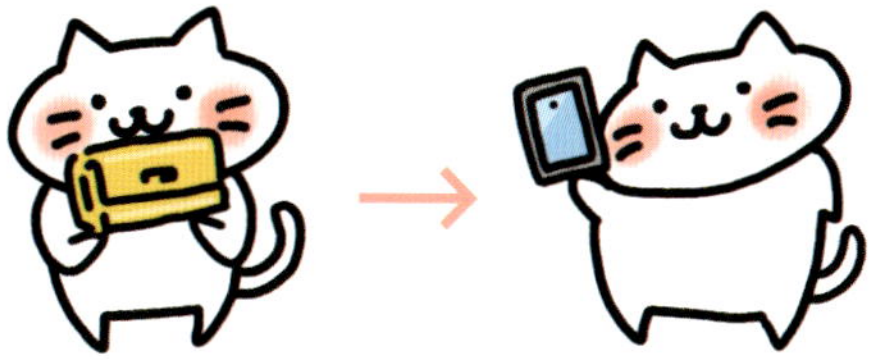

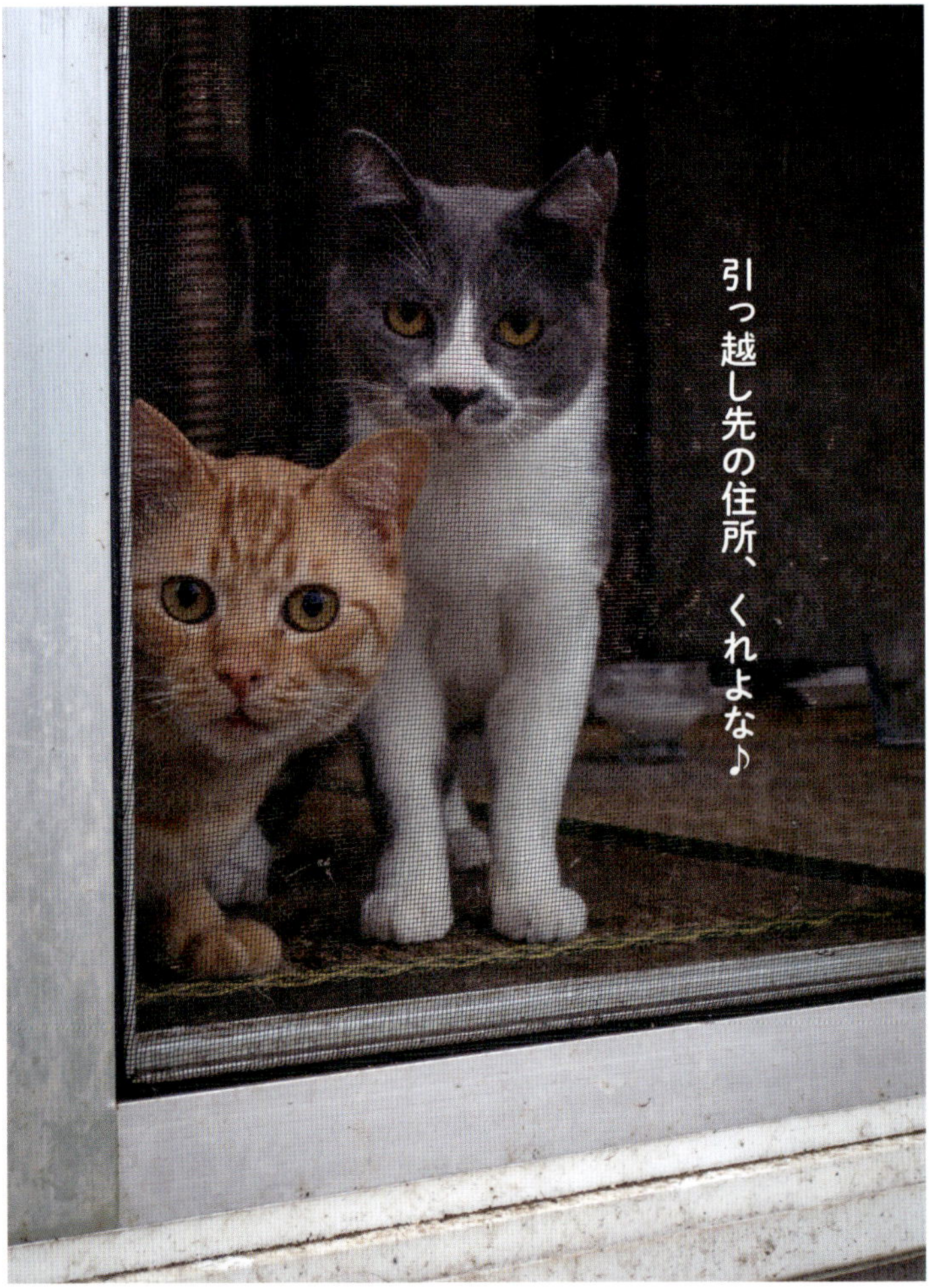

「情報の整理整頓」を意識しよう

お悩み

連絡先がすぐに出てこなくて焦ります

どうすれば
よくなる？

身の回りの情報はつねに更新し、すぐ取り出せるようにしましょう

「このあいだもらった連絡先、どこにしまったっけ？」「前にエアコンの掃除を頼んだのは、どこの業者さんだったかな」……そんなふうに、連絡先がすぐに出てこなくてあたふたしたことはありませんか？欲しい情報がすぐに出てこないことでイライラしたり焦ったりすると、自律神経はいとも簡単に乱れてしまいます。未来の自分の自律神経を整えてあげるためにも、連絡先などはまめに整理し、身の回りの情報をわかりやすく一元管理しておくようにしましょう。

アドバイス

仕事相手の転職先や知人の引っ越し先などは、連絡をもらったらすぐに情報リストを更新しましょう。「あとでやろう」と思ってそのまま忘れてしまうと、のちのちにその手間は２倍、３倍になってしまいます。

「モノの住所」を決めよう

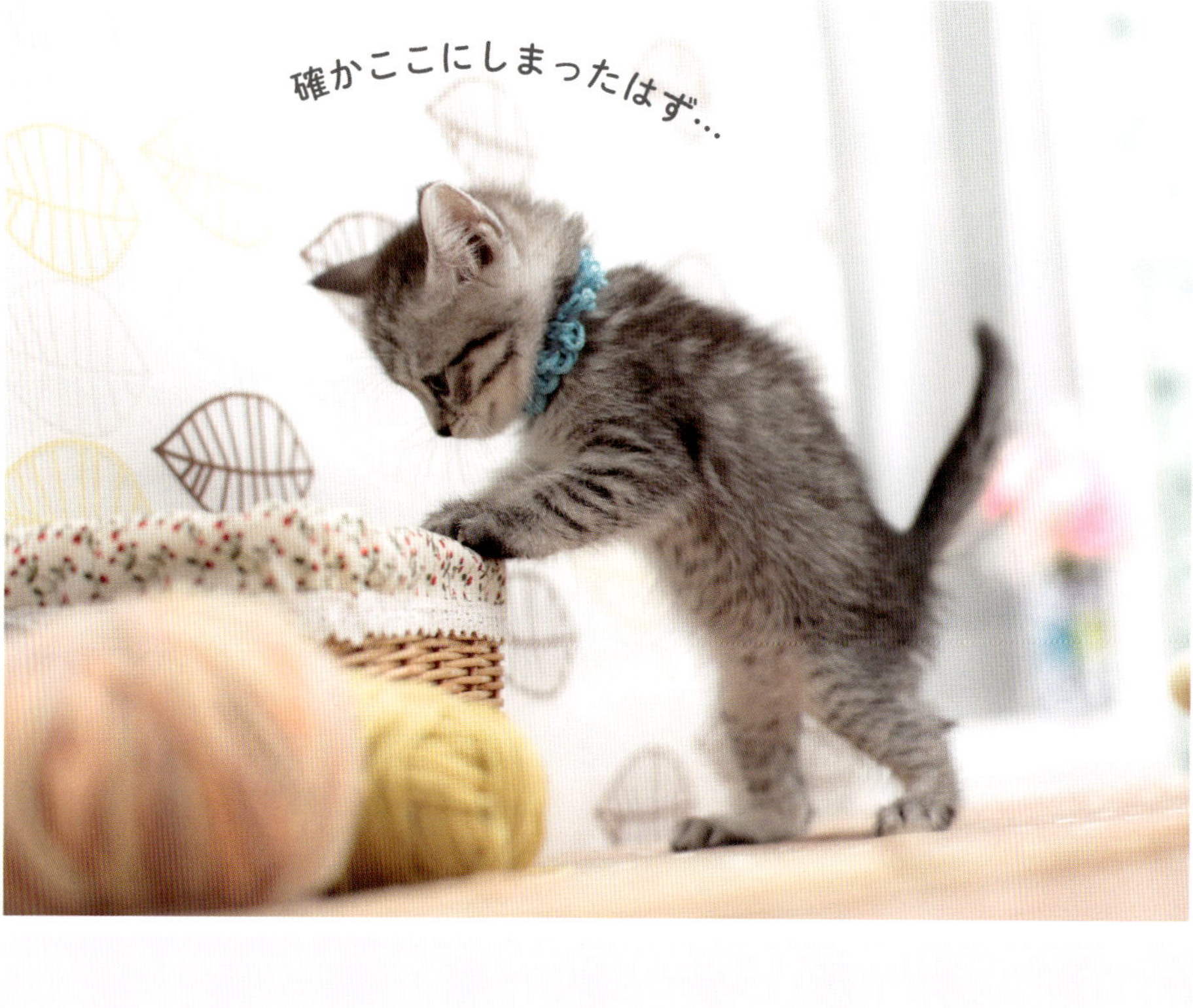

お悩み

何をどこにしまったかがわからなくなります

どうすればよくなる？

モノを使ったら「もとの場所」に戻すくせをつけましょう

私の診療室はいつでも整理整頓されていますが、訪ねてきた方に「忙しいなか、いつ片づけをしているのですか？」と驚かれることがあります。でも、とくに片づけに時間を割くことはありません。なぜなら、モノを使ったら「もとあった場所に戻す」だけだからです。そのかわり、ペン1本でも必ずもとあった場所に戻すようにしています。そうすることで、「あれ、どこやったかな？」というストレスがなくなり、日々の生活がとてもスムーズになるのです。

アドバイス

「モノの住所」を決める際には、そのモノを使う「動線」も意識することが大切です。そのモノを使う場所のなるべく近くにしまっておくことで、日々の作業がとてもスムーズになります。

時間内に
見つからなければ
あきらめよう

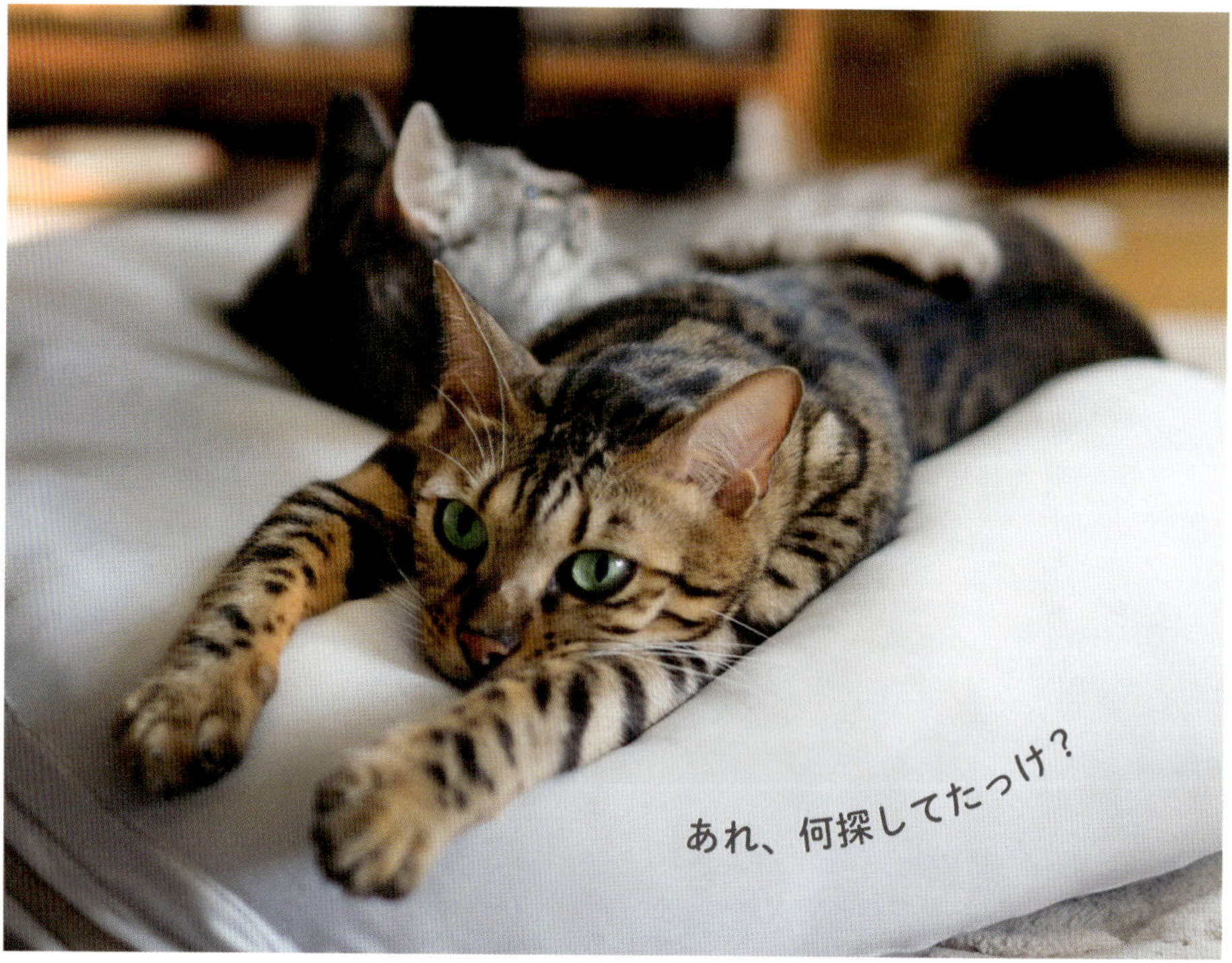

お悩み

探し物をして半日も無駄にしてしまいました

どうすればよくなる？

探し物をする際は「制限時間」を設定しましょう

冠婚葬祭に携行するものなど、たまにしか使わないモノってありますよね。どこにしまったのか思い出せず、探しているうちに出かける時間に……。これでは、自律神経はあっという間に乱れてしまいます。「モノの住所」を決めることも大切ですが、すべてを覚えるのは不可能ですから、その場合は10分なら10分と、「探す時間を決めて」探してみましょう。見つからなければ見つからなかったで、誰かに借りる、新しいものを調達するなど、切り替えて前に進むことが大切です。

アドバイス

同様に、ネットショッピングや旅行先の宿を探す場合も、時間を決めて取り組むのが効果的です。商品は無尽蔵にありますから、すべてを見たうえでベストを選ぶのは困難です。時間を決めて取り組みましょう。

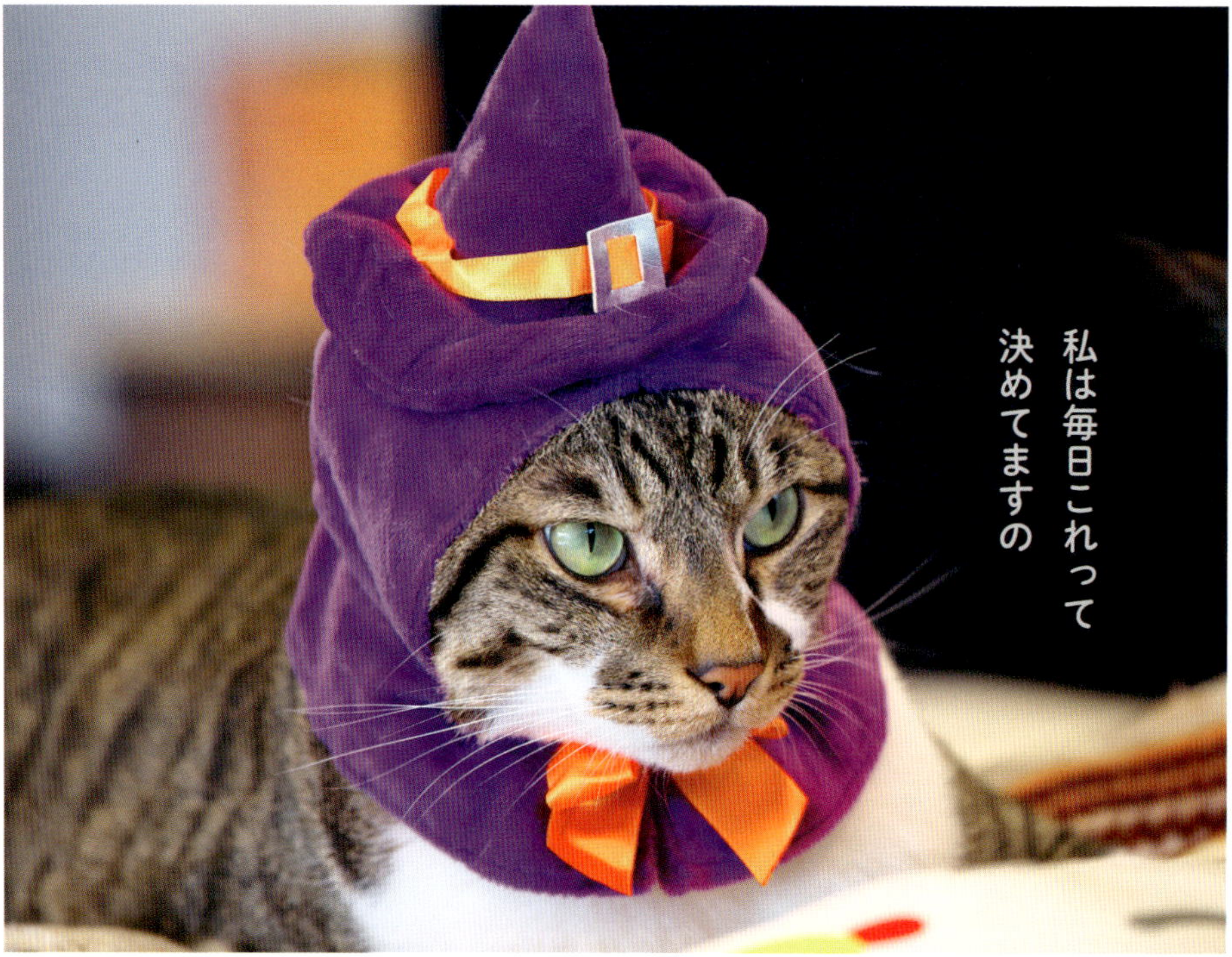

もう着るものには悩まない

お悩み

毎日の洋服選びにストレスを感じています

どうすればよくなる？

着るものを決めて、「決めるストレス」を減らしましょう

私は、「ワイシャツは白しか着ない」と決めています。そうすることで、買い物や着替えの際もスムーズに事を進めることができます。ここで提案したいのは、「考える必要のないこと」についてオートマチック化すると、ストレスを軽減できるということです。なので、着るものを選ぶのが楽しみという人は、いままでどおりにファッションを楽しんでください。自分にとって何がストレスになっているのかを見極めて、それに対してルール化していくことが大切なのです。

アドバイス

スティーブ・ジョブズは黒のニットにジーンズ、スニーカー姿で有名でしたが、その理由は、「日常において決断の回数を減らすこと」が目的だったそう。簡単なことで日々のストレスは軽減できるのです。

天気の悪い日こそ明るい色の服を選ぼう

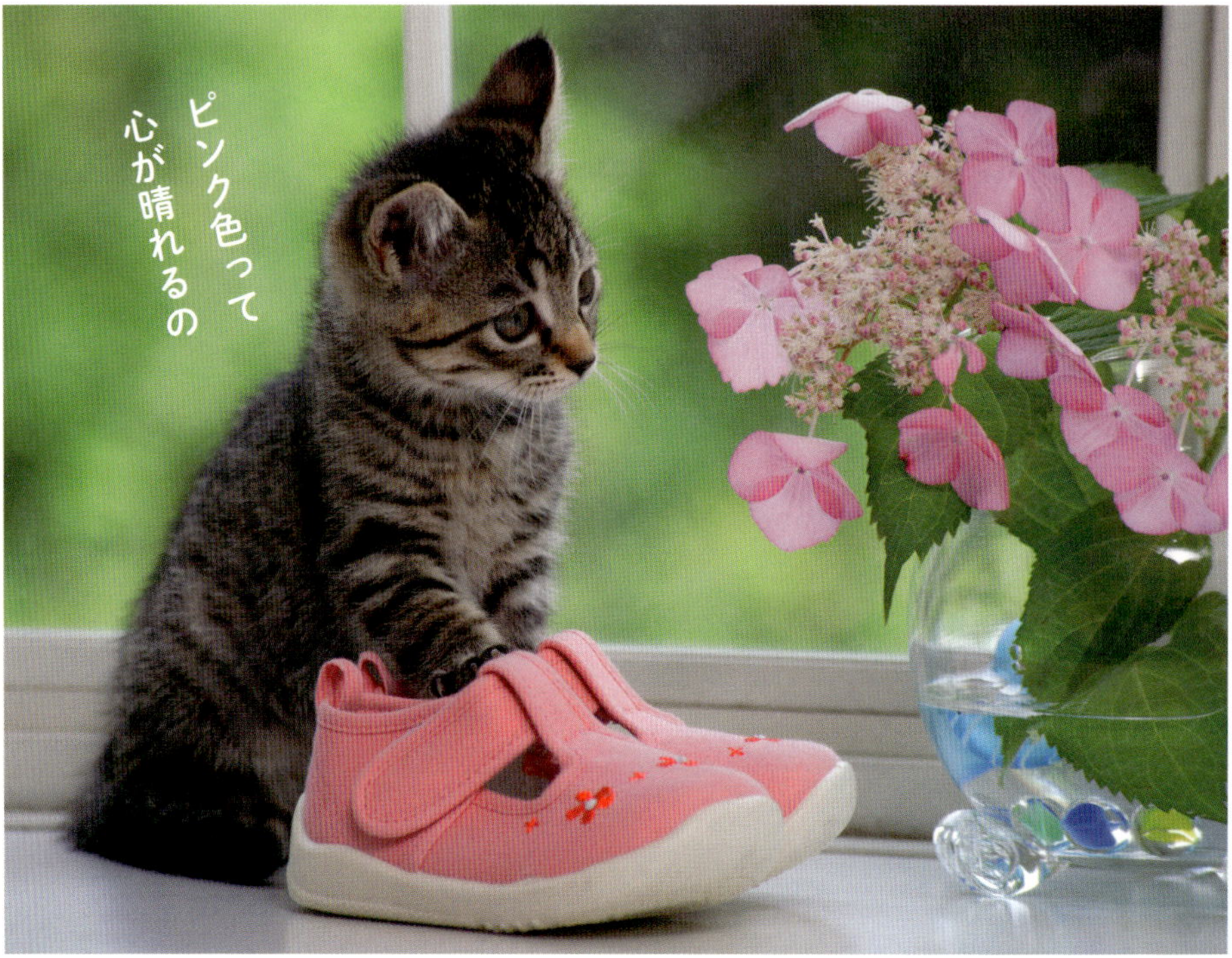

お悩み

どんよりした空模様を見ると気持ちが沈みます

どうすればよくなる？

「色」の力を借りて、気分を盛り上げていきましょう

明るい色の洋服を着ると、心まで明るくなった気がしますよね。じつは実験でも証明されていることですが、色は自律神経に多大な影響を与えます。明るい色は交感神経が優位になることでやる気を起こし、暗い色は副交感神経が優位になることで気持ちを落ち着かせてくれます。雨の日やどんより曇っている日は、なんとなく気分が落ち込んでしまうもの。そんなときほど、明るい色の服を着ることで意識的に交感神経を高めて、気分を上げていきましょう。

アドバイス

暖色系の色（赤や黄色）は交感神経を活発にさせ、寒色系の色（青や紫）は副交感神経を活発にします。その日の気分に合わせて、意識的に生活に色を取り入れていきましょう。

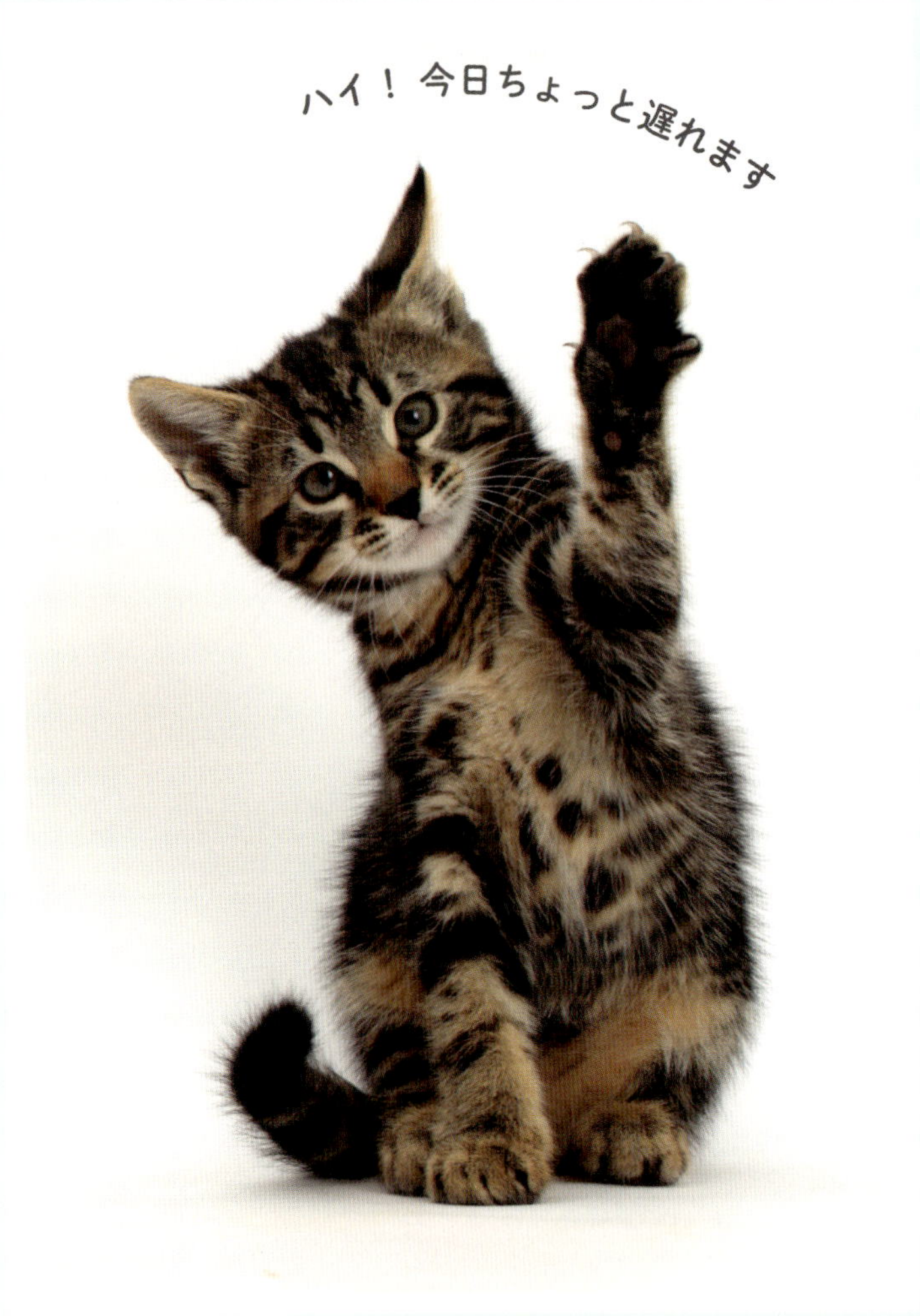

「キャンセルする勇気」を持つ

お悩み

急な予定変更にうまく対応できません

どうすればよくなる？

いさぎよく、次の予定はスパッとあきらめましょう

電車が遅れた、会議が予定より長引いたといったこと以外にも、急な家族の病気など、予想外のアクシデントはつきないものです。そんなときは、スパッと次の予定をあきらめましょう。なぜなら、「あと30分以内に解決すれば間に合うかも（でも間に合わなかったらどうしよう……）」などと思い悩むこと自体が、自律神経を乱してしまうからです。思いきって次の予定をキャンセルすることで、いま目の前にあるアクシデントに集中して対応するようにしましょう。

アドバイス

どうしても次の予定を変更できない場合は、早めに一報入れるようにしましょう。「遅れるかも」と伝えておくことで、ソワソワする気持ちを落ち着けることができます。

「睡眠の日」を作ろう

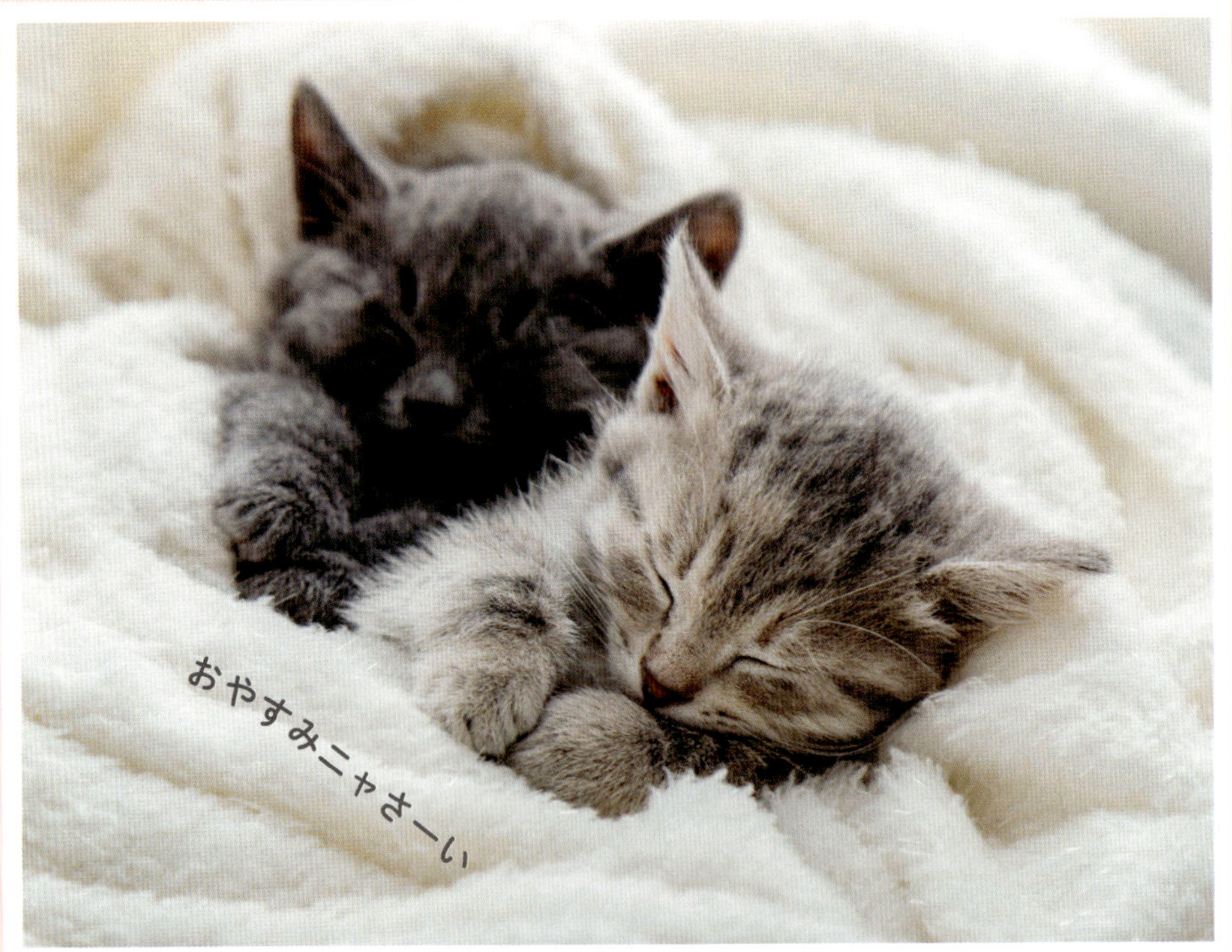

お悩み

寝不足を感じて毎日ダルいです

どうすればよくなる?

週に1日「睡眠の日」を作り、体をオールリセットしましょう

とくに40代を過ぎると副交感神経が優位になりづらくなるため、長く眠れないといった睡眠の悩みを抱えている方も少なくないことでしょう。そんな人は、せめて週に1日、「睡眠の日」を作ることをおすすめします。「睡眠の日」には、残業や夜の予定を入れず、まっすぐ家に帰り、ゆっくりとお風呂につかって眠るようにしましょう。これを週に1日必ず繰り返すことで、体の状態を回復するサイクルが確立され、いいリズムで過ごせるようになります。

アドバイス

「睡眠の日」には、寝る前のメールチェックやSNSも控えましょう。できるだけ外部からの刺激を入れずに、穏やかな心で眠りにつくことで、深い睡眠を得ることができます。

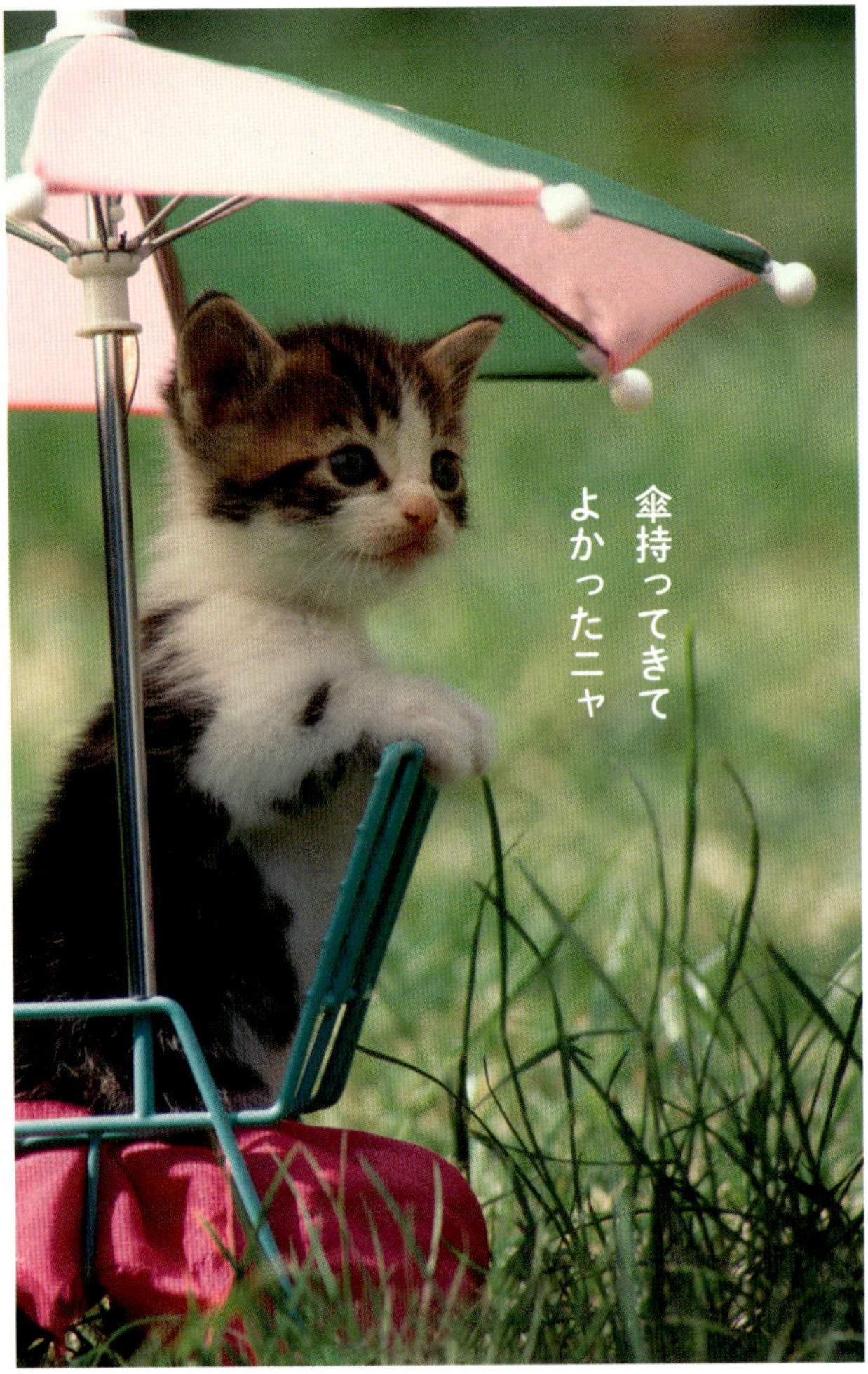

「傘」と「上着」が
あれば憂いなし

お悩み

迷った末に傘を置いていくと、雨が降ります

どうすればよくなる？

「傘」と「上着」は持っていく、と決めてしまいましょう

出かける際は、できれば荷物は少なくしたいものです。とくに傘や上着は、かさばるし、悩んだ末に「まあ、いっか」となることも多いのではないでしょうか。私はこの場合、「迷ったら、傘と上着は持っていく」と決めています。なぜなら、雨に濡れたり体が冷えたりすることは体調不良に直結してしまいますし、「なんで持ってこなかったんだろう」と気持ちが落ち込む原因にもなります。体調に影響する可能性のある持ち物は、必ず携行すること。「備えあれば憂いなし」です。

アドバイス

汗をかいたまま冷房にあたると体が一気に冷えてしまい、体調を崩す原因にもなるので、夏場は着替えを持ち歩くのもおすすめです。天気や気温の変化にも柔軟に対応し、自律神経を整えていきましょう。

「よく眠れそうな寝室」に変えよう

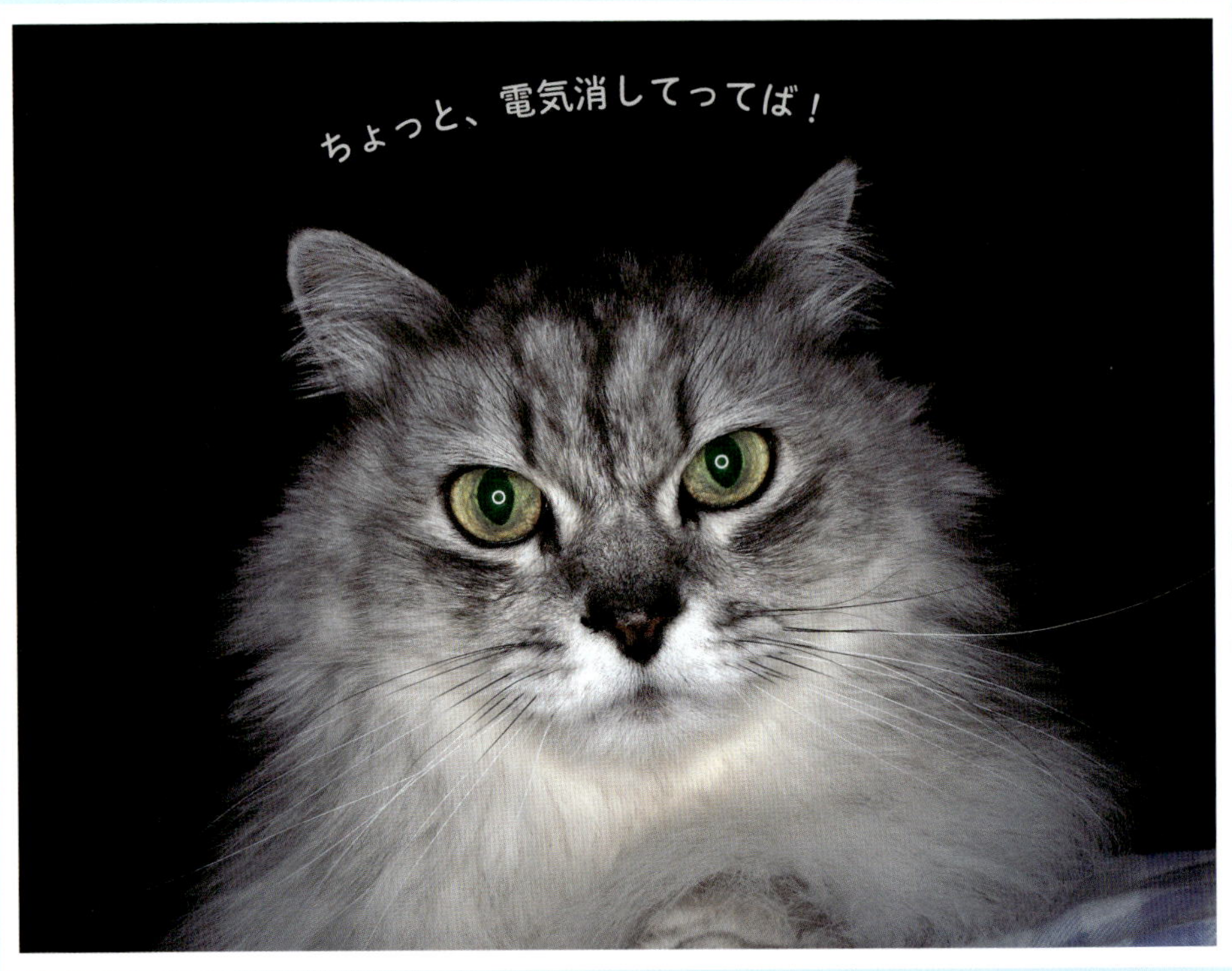

お悩み

眠りが浅く、昼間に眠気を感じることが多いです

どうすればよくなる？

寝室の「光」「香り」「音」を意識してみましょう

質のいい睡眠をとるために大切なのは、「光」「香り」「音」の3つです。まず光については、本来は真っ暗な状態で寝るのがベストですが、難しい場合は間接照明などにして、目が直接明るさを感じないようにしましょう。香りについては、アロマディフューザーなどで、リラックスできる好みの香りを置いてみましょう。音については、風や波の音、川のせせらぎなどにリラックス効果があります。寝室の環境を整えることで、寝室に入ると自然と眠くなる習慣が作れるでしょう。

アドバイス

家庭用のプラネタリウムを使ってみるのもいいかもしれません。最近の機種には音楽が流れるものもあるので、試してみてはいかがでしょうか。

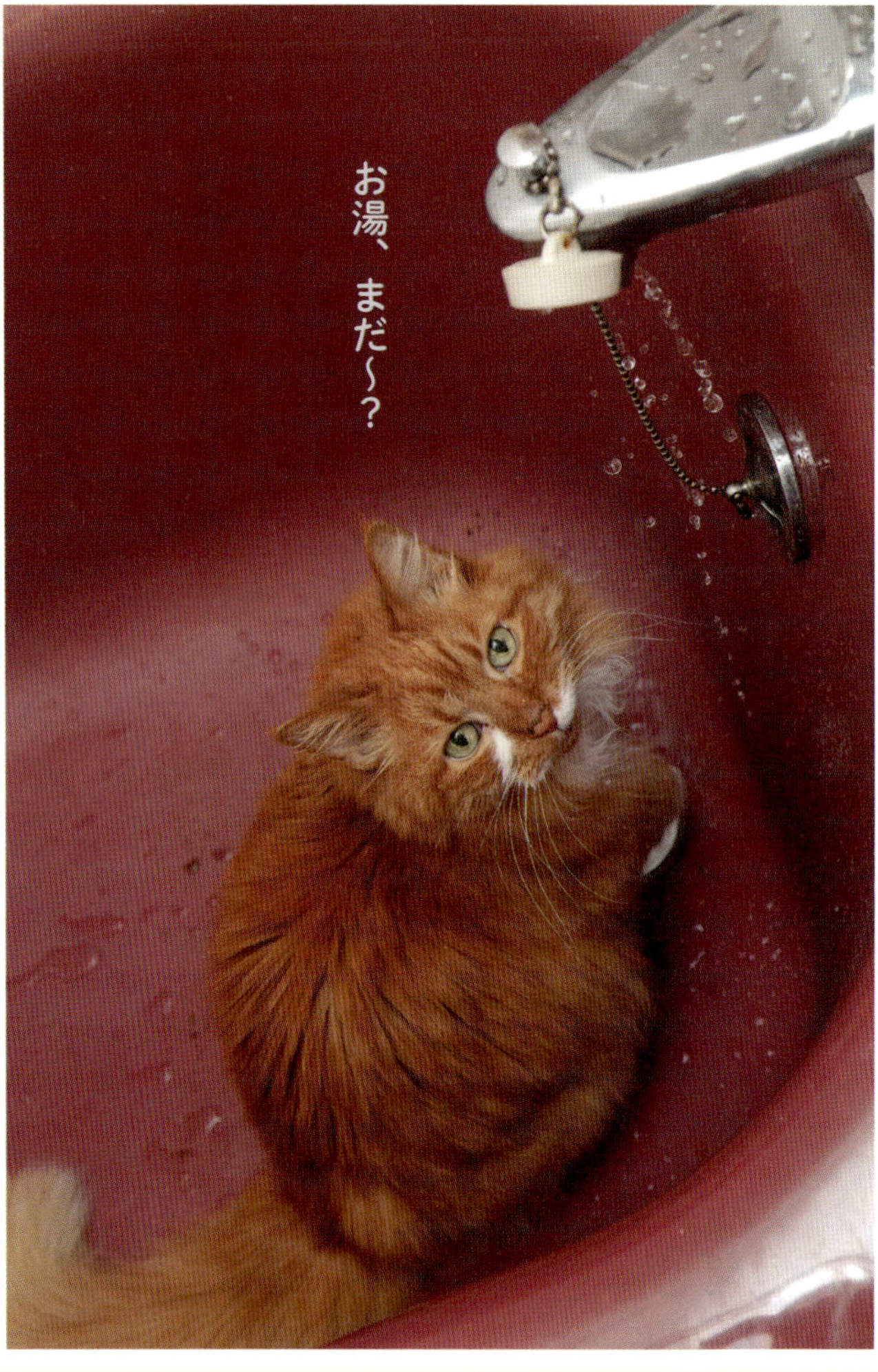

心の疲れを癒すなら、
「シャワーよりも湯船」

お悩み

シャワーだけでも疲れはとれますか？

どうすれば
よくなる？

眠る1時間30分～2時間前に、湯船につかるようにしましょう

忙しかったり暑かったりすると、ついシャワーのみで済ませてしまう方も多いかと思いますが、医師としてはなるべく湯船につかることをおすすめします。なぜなら入浴には、お湯につかることでリラックスし、副交感神経を活性化させる作用があるからです。また、深部体温が下がるタイミングで眠気が訪れるため、入浴したあとは1時間30分～2時間後に布団に入るのがよいでしょう。入浴から睡眠までのサイクルをきちんと作ることで、毎日快適に過ごせるようになるのです。

アドバイス

サウナも血流がよくなるので、
おすすめです。

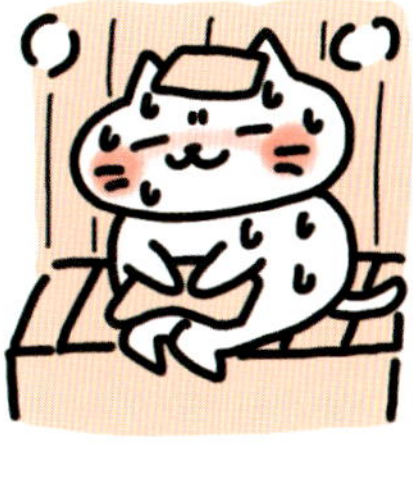

自律神経が
乱れやすい日は
木曜日

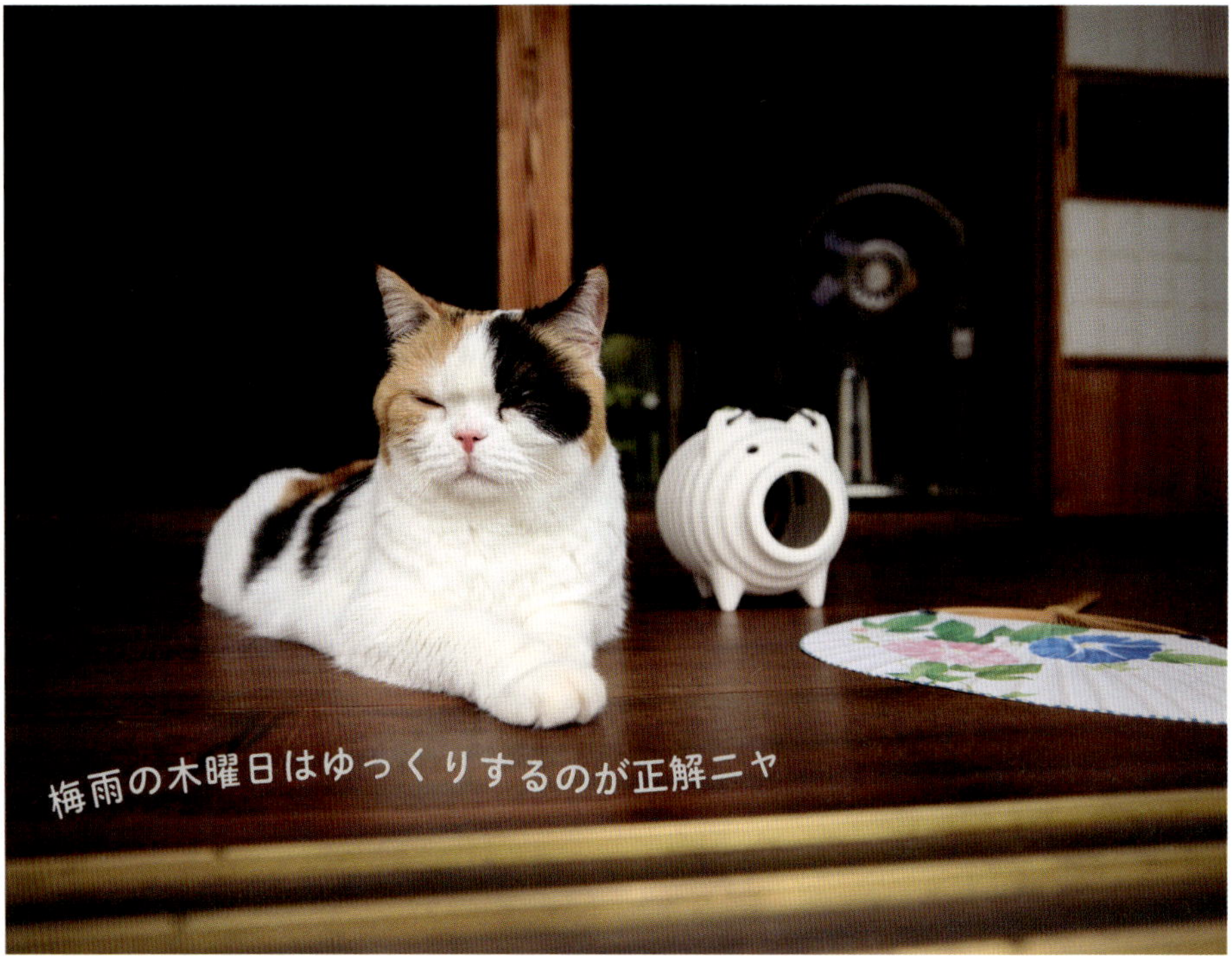

お悩み

週の後半になると、なんとなく疲れを感じます

どうすればよくなる？

じつは木曜日こそ、自律神経を気遣ってほしいです

「自律神経がいちばん乱れやすいのは何曜日？」と聞かれたら、休み明けの月曜日や、1週間働いてヘトヘトの金曜日と答える方が多いかもしれません。じつは研究によると、自律神経がいちばん乱れやすいのは木曜日なのです。週末にかけての疲労と、「あともう1日働かなければ休みにならない」という気持ちが、自律神経を乱れさせてしまうのかもしれません。ちなみに季節で見ると、寒い時期から暑くなる時期にかけてのほうが、より自律神経が乱れやすい傾向にあります。

アドバイス

6月～7月は、梅雨のじめじめも相まって、体調を崩しやすくなりますので、より気をつけて過ごすようにしましょう。

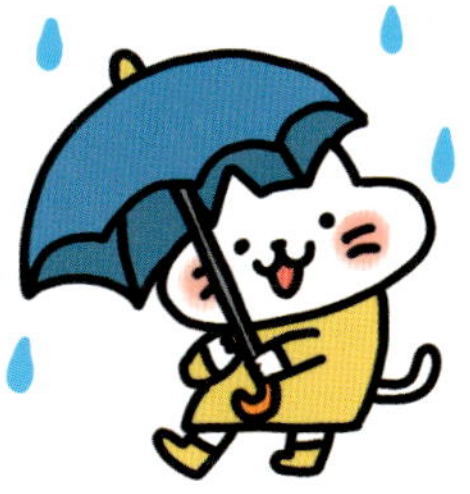

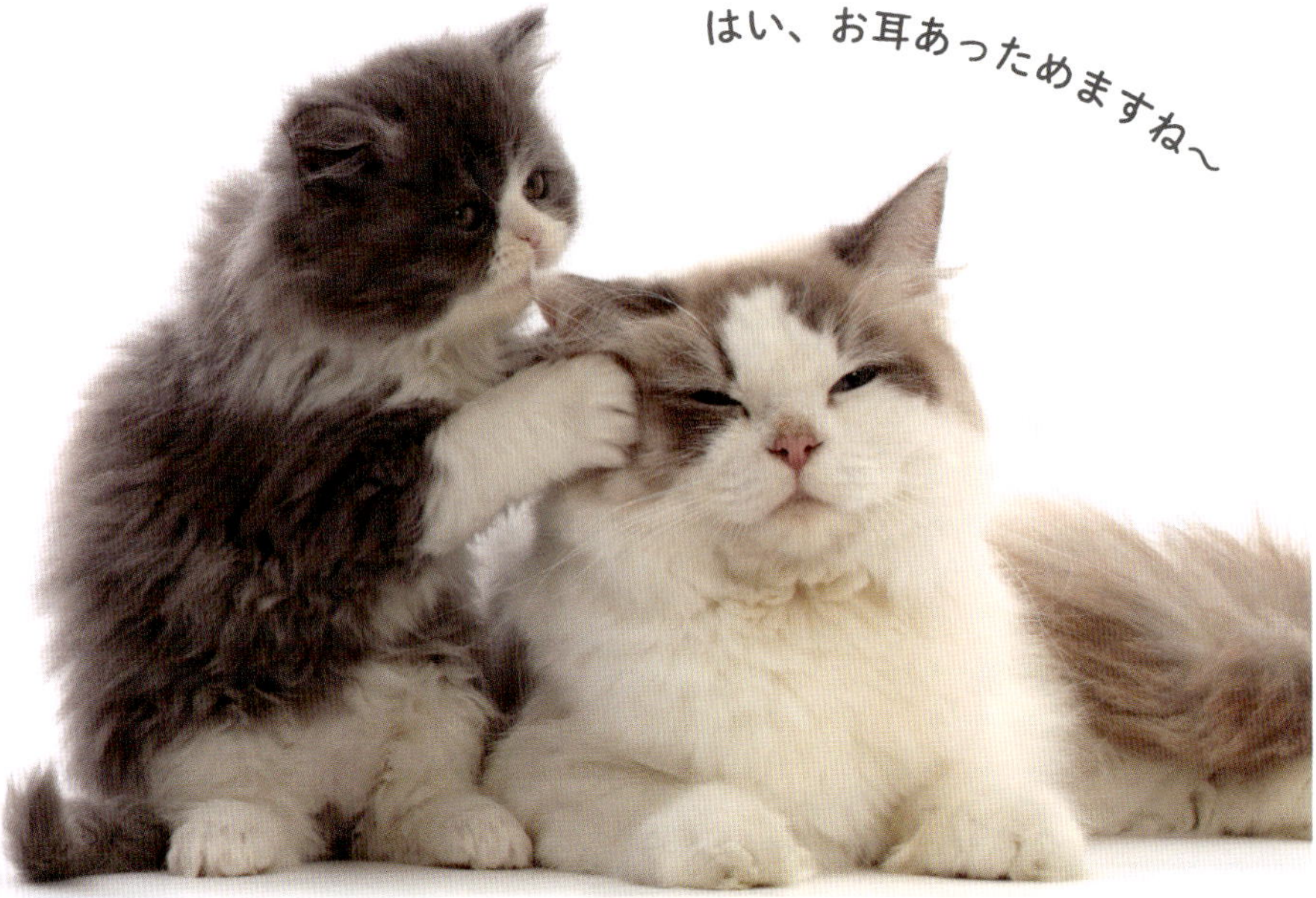

低気圧は
自律神経の大敵！

お悩み

天気が悪いと体調を崩すことが多いです

どうすればよくなる?

頭痛を感じるようであれば、耳を温めてあげましょう

自律神経は非常に繊細なシステムのため、その日の天気や気温、湿度などでも簡単に乱れてしまいます。とくに低気圧の日は、頭痛や古傷の痛みなどを感じる方も多いのではないでしょうか。具体的には、1気圧(1013ヘクトパスカル)を境に、気圧が高いほど交感神経が上昇し、気圧が低いほど副交感神経が優位になることがわかっています。気圧が急に下がりそうな日には交感神経が上がるようなイベントを入れるなどして、意識的に体調を整えていくようにしましょう。

アドバイス

とくに「内耳」と呼ばれる耳のなかの器官の機能が敏感な方は、気圧の変化を感じやすいと言われています。耳を温めると頭痛などが和らぐこともありますので、気象病にお悩みの方はぜひ試してみてください。

第3章

食生活を整える

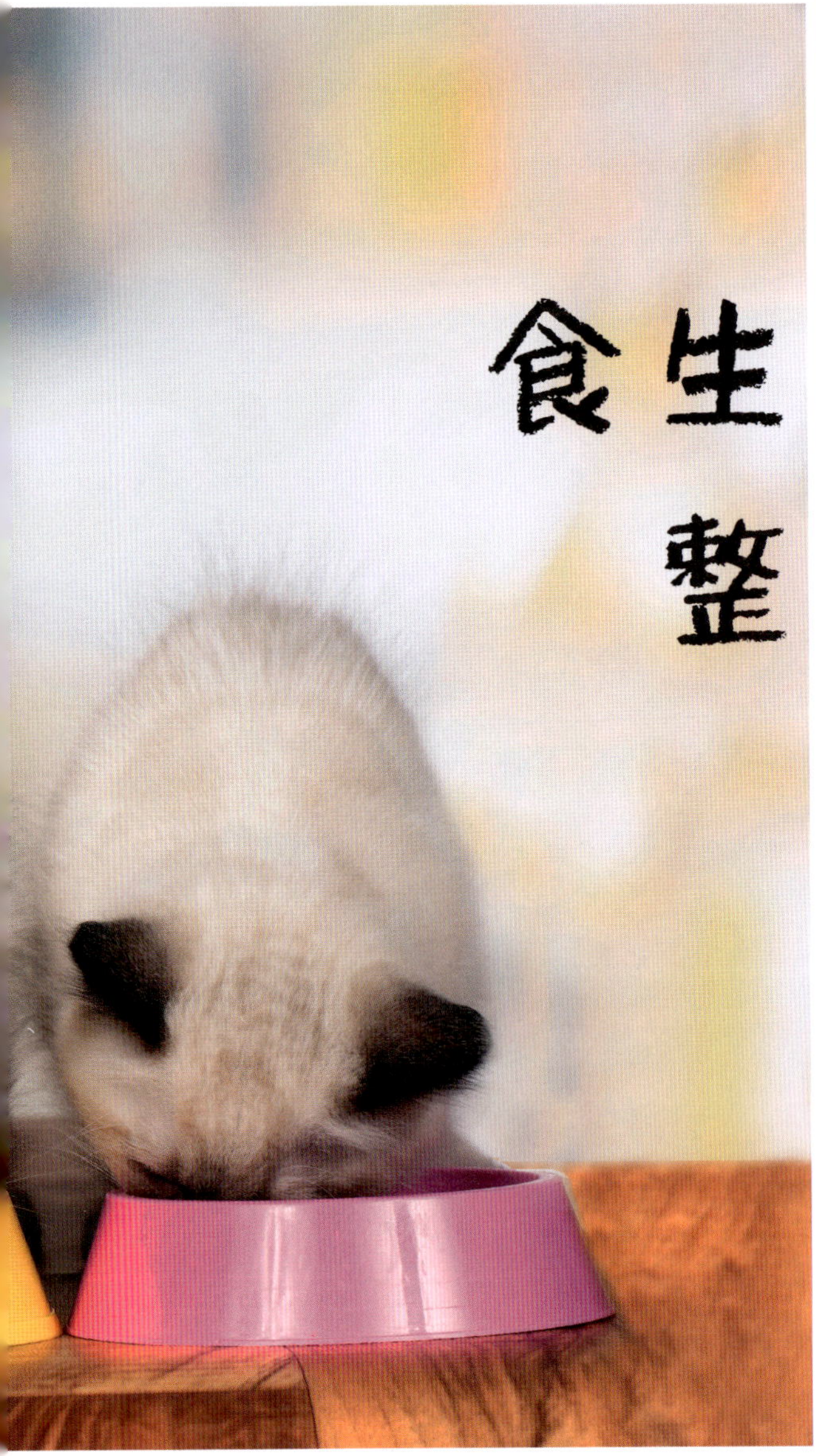

私たちの体は、
毎日食べるものでできています。
食生活の乱れはそのまま
自律神経の乱れにつながります。
「水を飲む」「食べすぎない」「よく噛む」
といった当たり前のことが、
毎日の健康を支えてくれるのです。

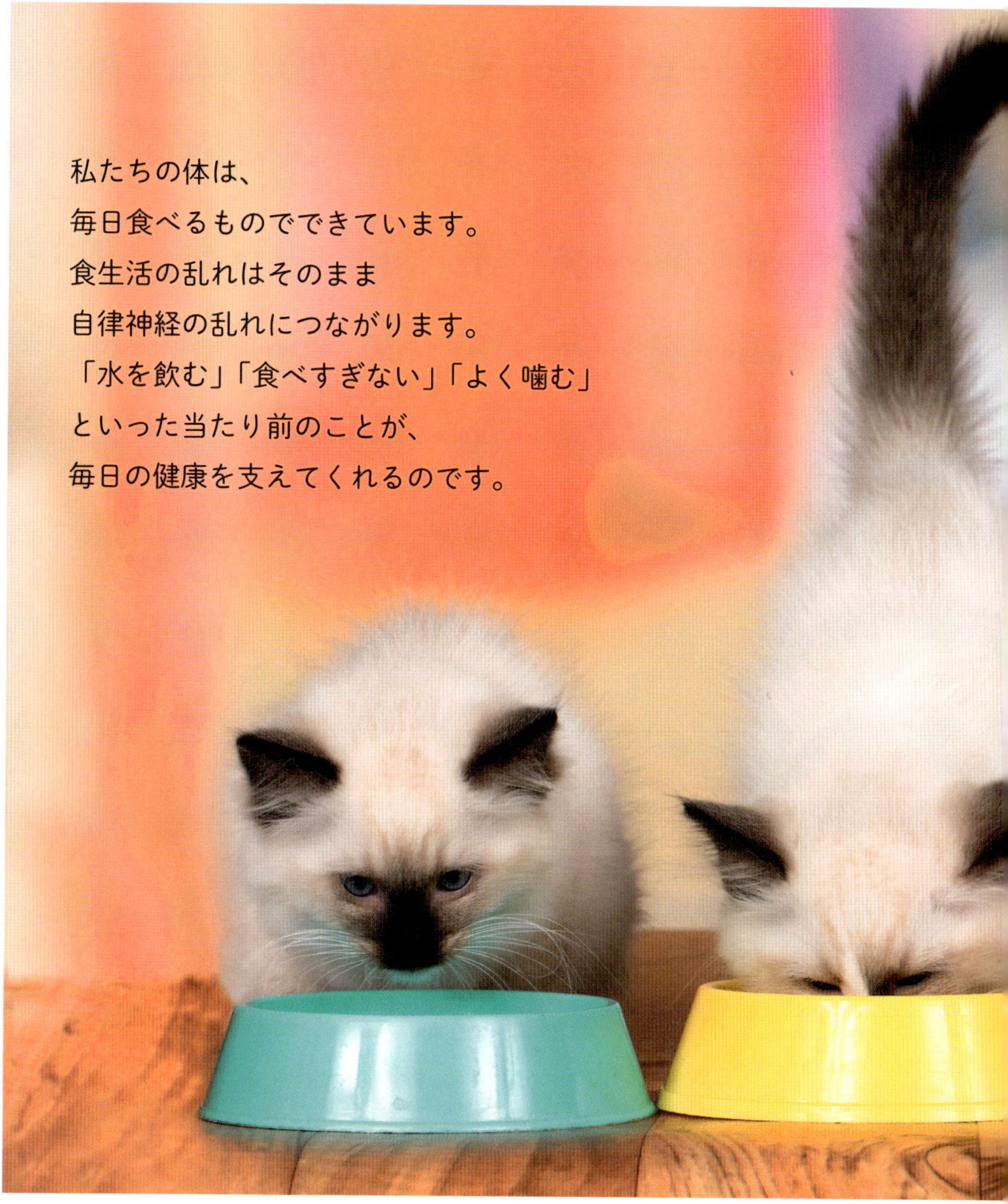

1杯の水で腸快調！

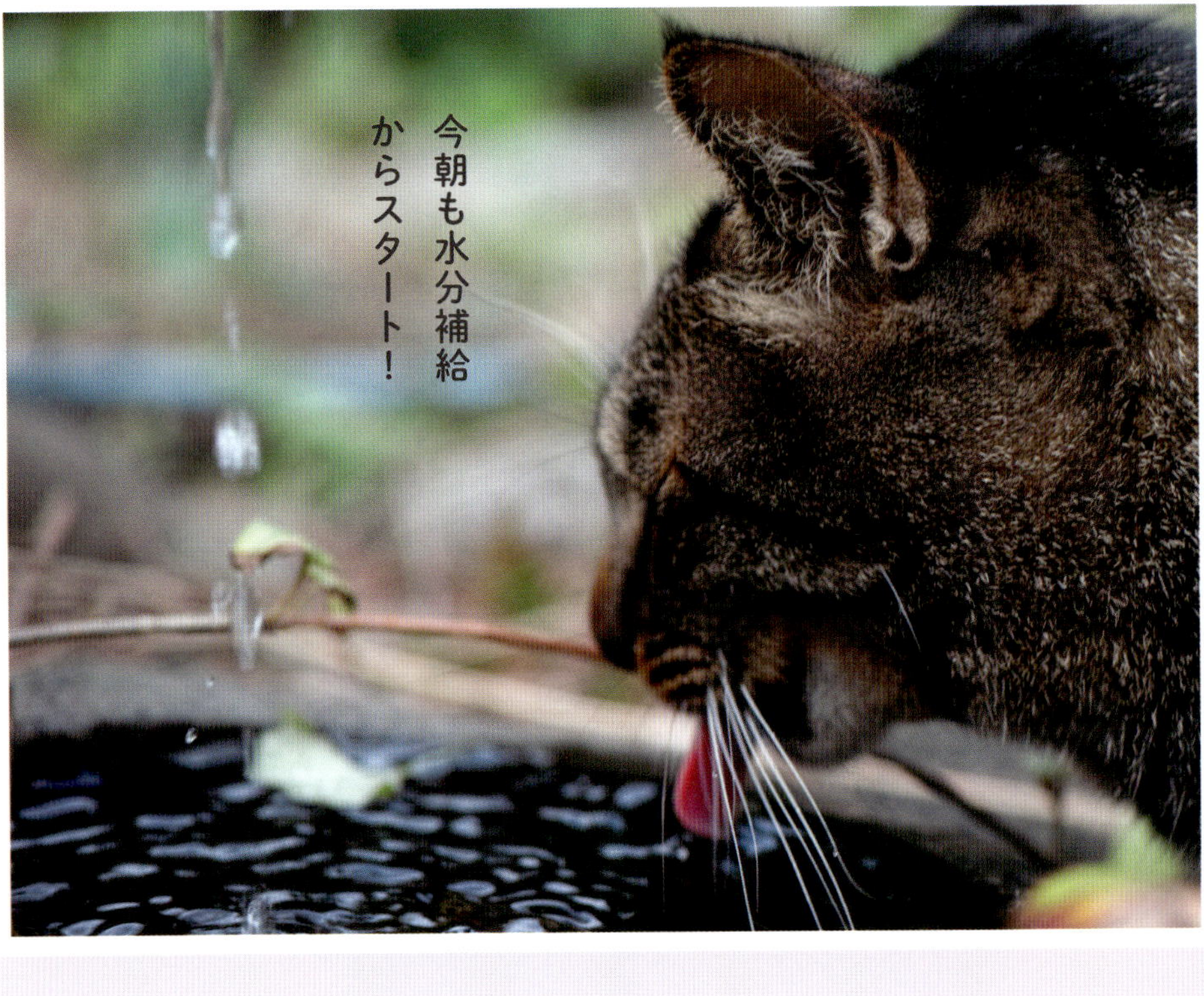

お悩み

朝からなんとなく疲れて、やる気が起きません

どうすれば よくなる？

水を飲みましょう。腸が反応し、体のスイッチがONになります

起床のタイミングだけでなく、日中でも「集中力が落ちてきたな」と感じるときは、いったん席を離れて水を飲むようにしましょう。目安として、1日あたり1〜1・5リットルの水をこまめに飲むことで、腸が動き出し、自律神経が整っていきます。もちろん、緑茶や紅茶、コーヒーなどでも水分補給はできますが、カフェインには利尿作用が含まれていたり、摂りすぎると体によくない影響を与えたりする場合もあるので、朝の1杯には水を飲むことをおすすめします。

アドバイス

一気にぐいっと飲みましょう！

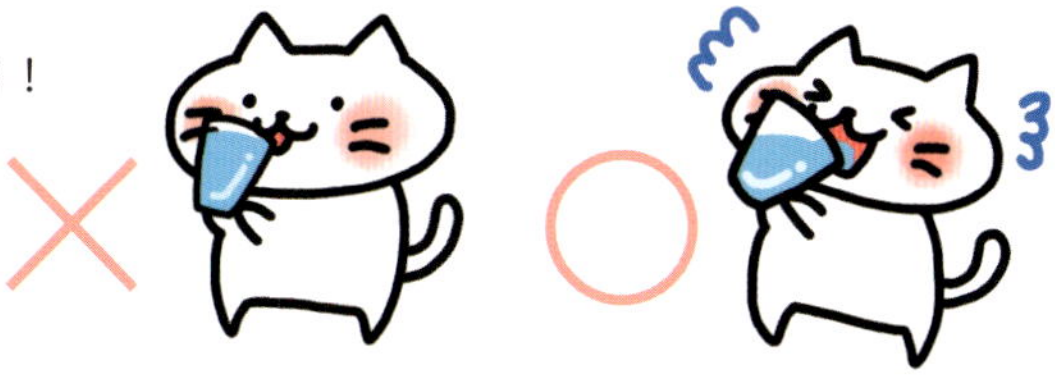

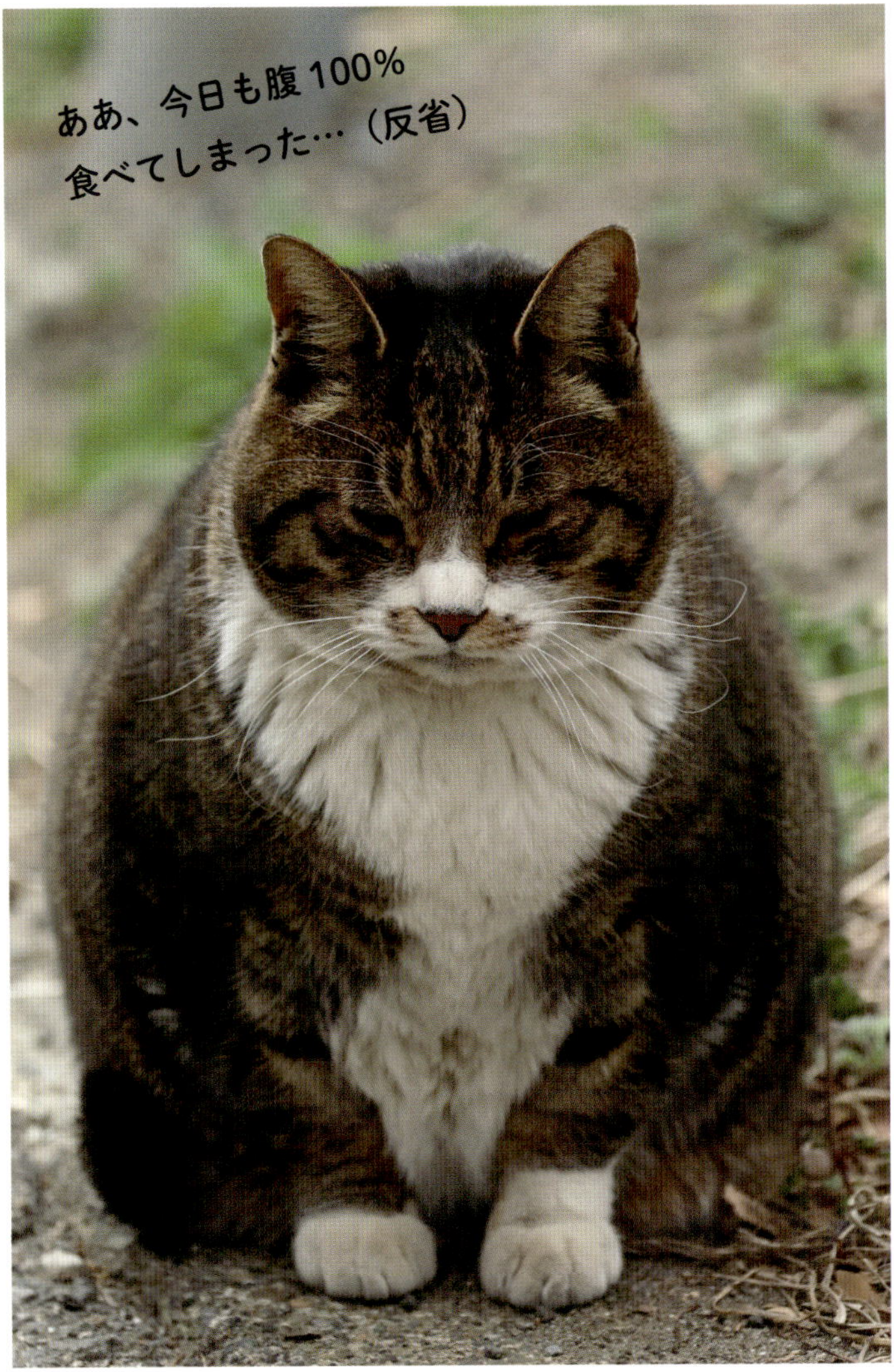

食事の基本は「腹6分目」

お悩み

食事のあとに極度の眠気に襲われます

どうすればよくなる？

食事は腹8分目ではなく、腹6〜7分目にとどめましょう

近ごろは体質改善やダイエットのためのファスティングも人気ですが、医師としては一日3食をきちんととることをおすすめします。そのかわり、満腹になるまで食べる必要はありません。なぜなら食後に血糖値が急激に上がるとインスリンが大量に分泌され、その反動で低血糖になり、強い眠気や倦怠感を覚える原因となるからです。消化管など、体の一部に過剰な負担をかけることはよくありません。つねに腹6〜7分目を心がけて、体に負担のない食べ方を意識しましょう。

アドバイス

満腹になるまで食べないと落ち着かないという方のなかには、ストレスによる過食が原因になっていることも考えられます。体に合った食事量をきちんと把握することが大切です。

一日の
「総食事量」を考える

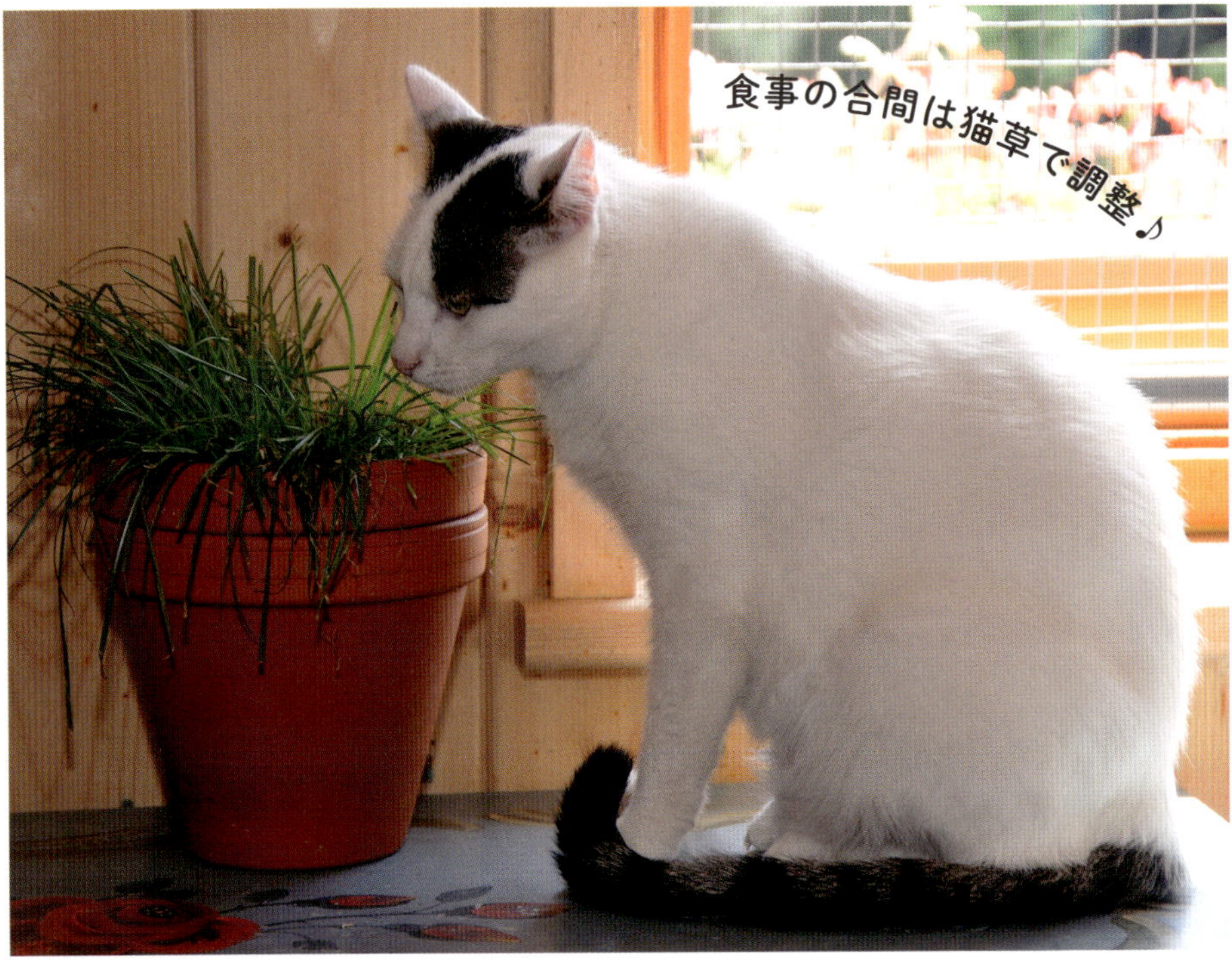

お悩み

飲み会続きで、体重のコントロールが難しいです

どうすればよくなる?

「今日はどれくらい食べるのか」の予想をたてて食事量を調整しましょう

健康のためには暴飲暴食を控えることが大切ですが、ときには焼肉に行ってつい食べすぎてしまったなんてこともあるでしょう。そこでの対策として、私は「一日の食事量を逆算して食べる」方法をおすすめしています。たとえばその日の夜に会食や飲み会が入っていたら、朝や昼に食べる量を減らしておく、という考え方です。大切なのは、翌日ではなくその日のうちに清算すること。そうすることで、胃腸への負担が軽減され、自律神経の乱れを予防することができます。

アドバイス

1食丸ごと抜いてしまうとその後のドカ食いにつながってしまうので、少しずつでも3食はとるようにしましょう。また、夜遅くに食事をとると深い睡眠を妨げる要因にもなるので気をつけましょう。

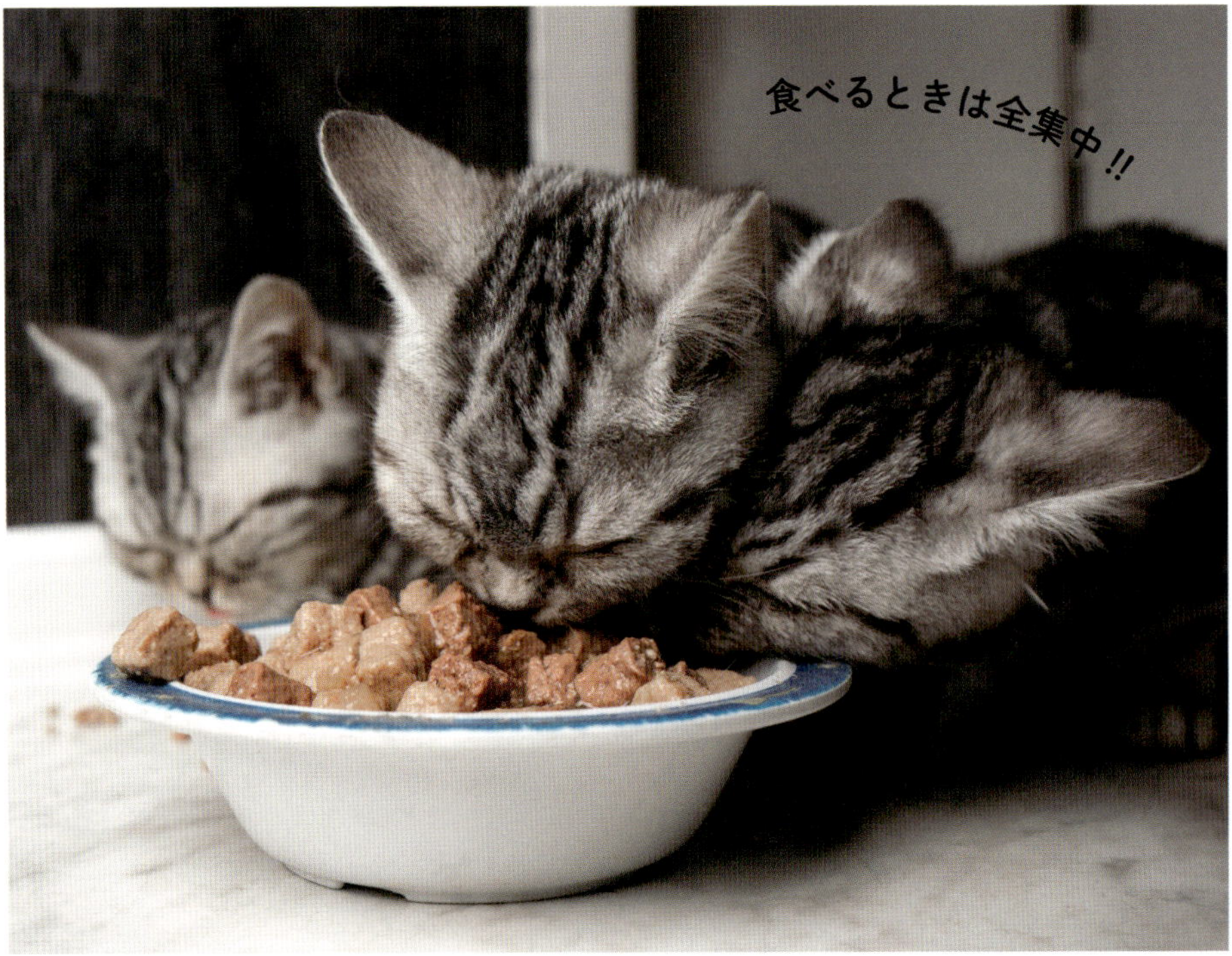

食事はとにかく「噛む」が命

お悩み

いつも早食いになってしまいます

どうすればよくなる?

よく噛むことで免疫力がアップし、自律神経も整います

食事は「何を食べるか」も大切ですが、「よく噛む」こともとても大切です。なぜなら、よく噛むことで免疫力がアップするからです。唾液の分泌量が増えると、唾液に含まれるIgA(免疫グロブリンA)が、口の中に入り込んだ有害なウイルスや細菌にくっついて、体内に入るのを防いでくれます。また、噛むことで食べすぎを防げるため、肥満防止にもつながります。ゼリー状の栄養補助食品などで済ませてしまう人もいますが、じつは「噛む」ことが体にとっては大切なのです。

アドバイス

食べる際はつい「ながら食い」をしてしまう人も多いと思いますが、よく噛むことを意識して食事をすることで、マインドフルネスの効果にもつながります。食事の際には、食に集中するようにしましょう。

「一日３食」は
すべて腸のため

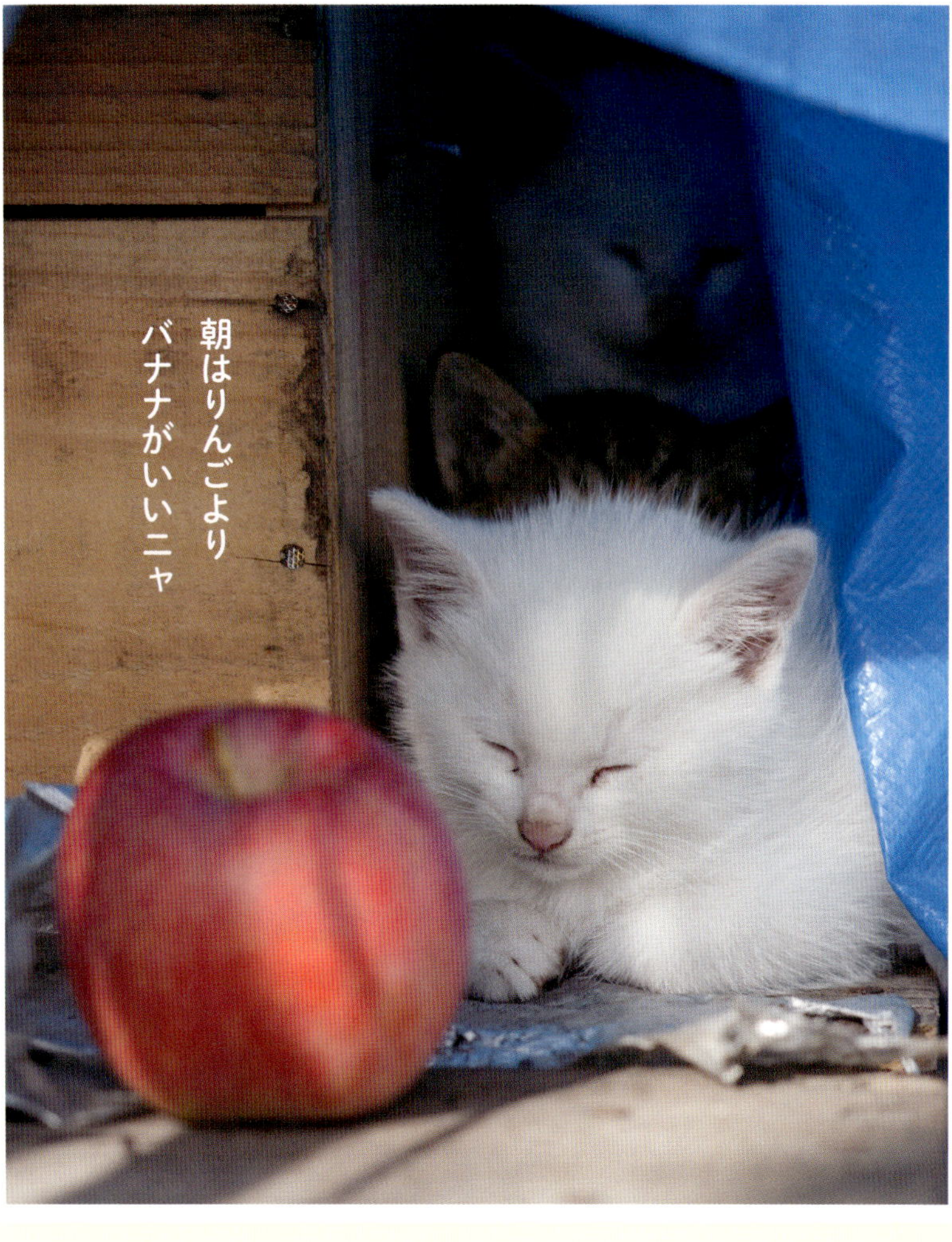

お悩み

時間がなくて、朝食が食べられません

どうすればよくなる？

腸内環境を整えるためには、一日3食きちんと食べましょう

自律神経を整えるためには一日3食が望ましいと言うと、「朝の分の栄養をまとめて昼にとるのはダメですか？」と聞かれることがあります。じつは朝食をとる理由は栄養のためだけではなく、「腸への刺激」のためです。なぜなら腸には刺激が加わると動くという性質があるので、一日2食だと腸の動きが悪くなってしまうからです。私は1杯の水とバナナ1本、パン1枚を朝食のルーティーンにしていますが、それでも充分な腸への刺激となりますので、ぜひ試してみてください。

アドバイス

「トリプトファン」という栄養素は、摂取後に「セロトニン」に変わり、夜に眠りを誘う「メラトニン」の分泌を促すため、朝食にトリプトファンを含むバナナを食べることは忙しい方にもおすすめです。

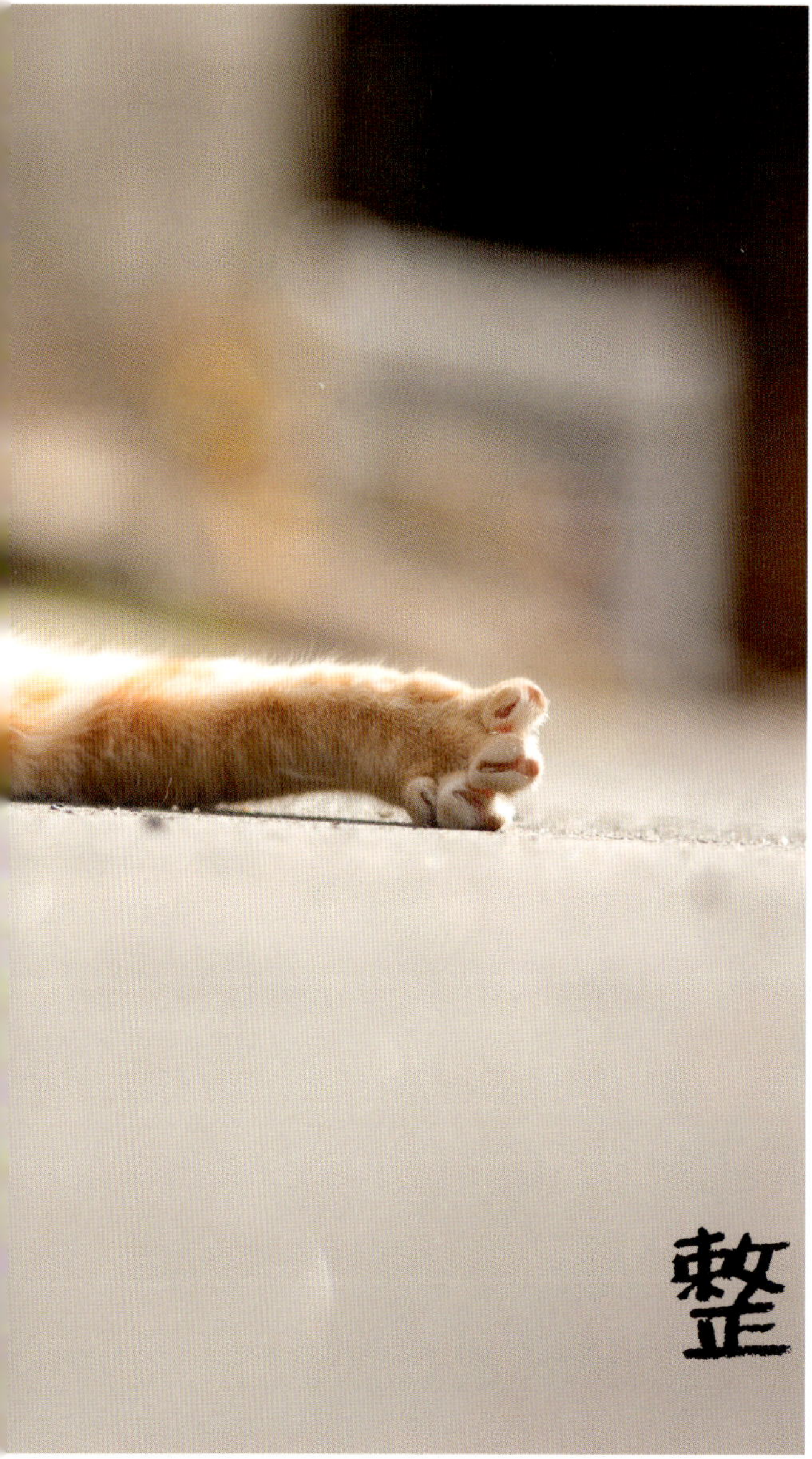

第4章
体を整える

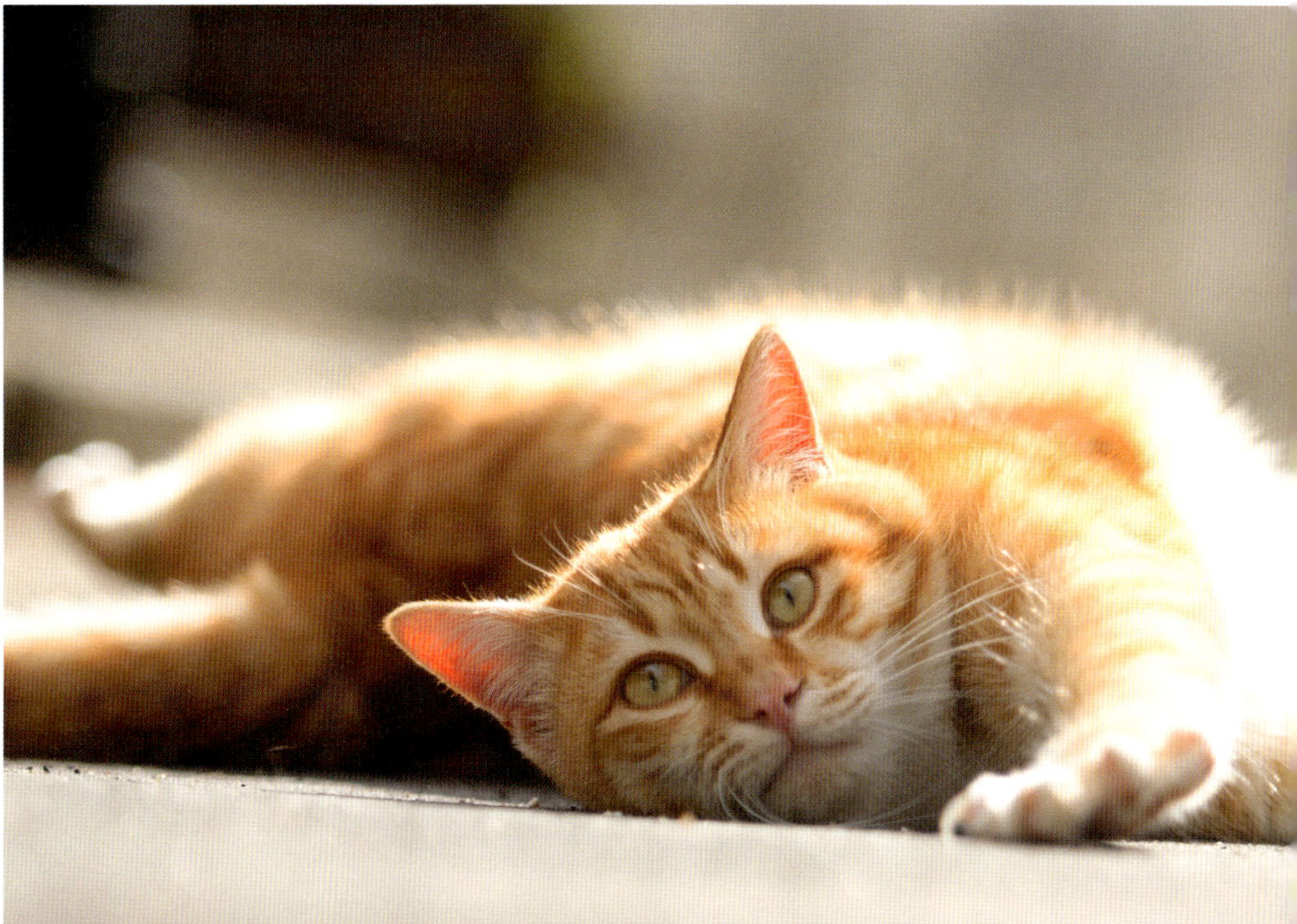

健康のためには運動が大事とわかっていても、
なかなか実行には移せないもの。
ここではより簡単で効果的な
体の動かし方をご紹介します。

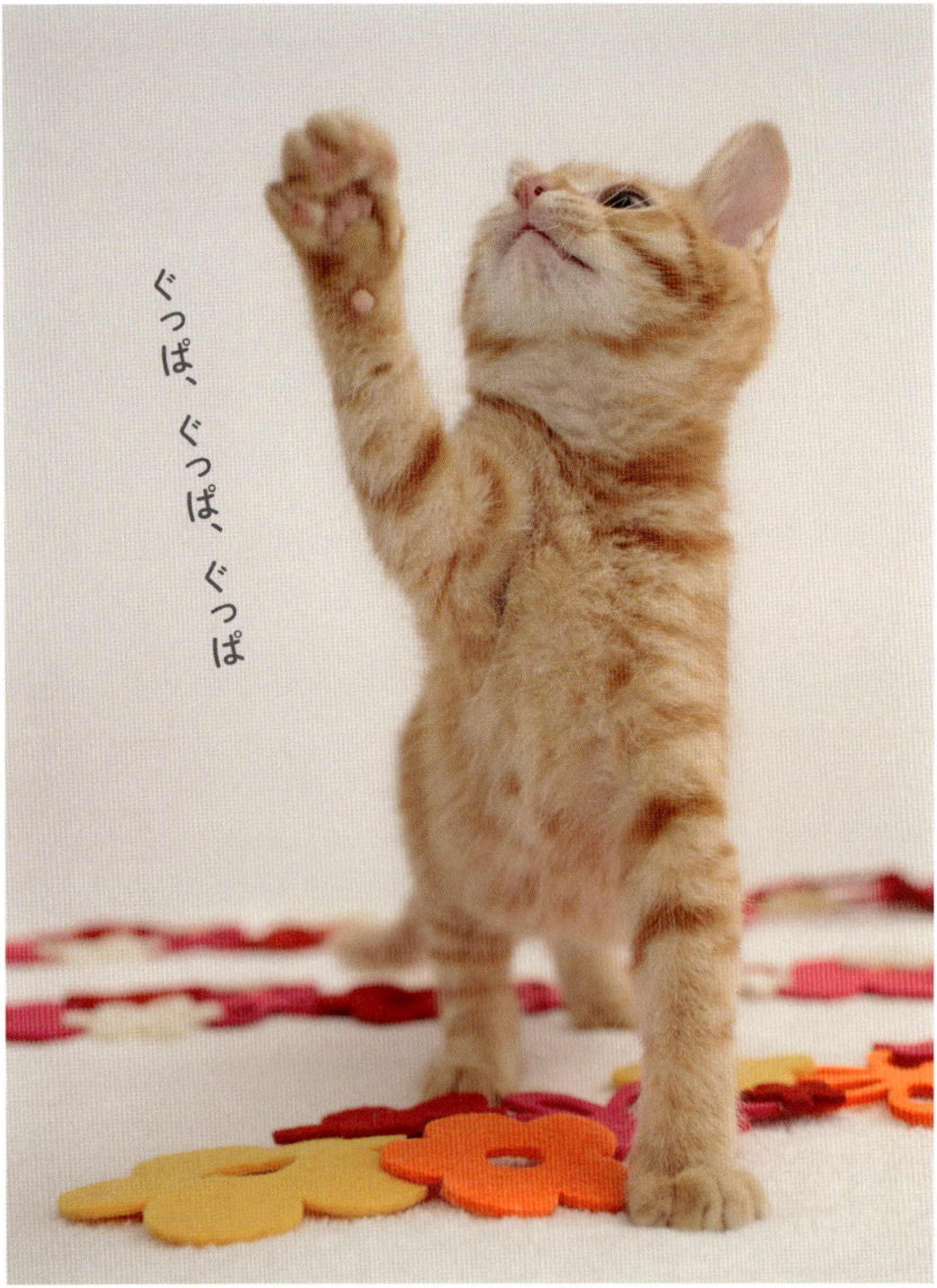

やる気が出ないときは、手足を動かそう

お悩み

やる気が出るまで時間がかかります

どうすればよくなる?

まずは手や体を動かす作業をしてみましょう

月曜日の朝や長期休暇明けなどは、いざ机に向かってもなかなかやる気が出なかったりしますよね。そんなときは、頭を使う作業は置いておいて、まずは机のまわりの片づけなど、手や体を使う作業をしてみましょう。朝の時間帯に限らず、集中力が散漫になっているときは、ぼーっとしたまま机に向かっているのではなく、何かしら手を動かす作業に切り替えることがおすすめです。手を動かすことで血流もよくなり、整頓された机に向かうことでおのずと集中力も高まるでしょう。

アドバイス

手をグーパーに閉じたり開いたり、膝から下を上げ下げするだけでも、血流がよくなり集中力が高まります。椅子に座ったままでもやれるので、やる気が出ないときはぜひ試してみましょう。

慌てず、リズミカルに動こう

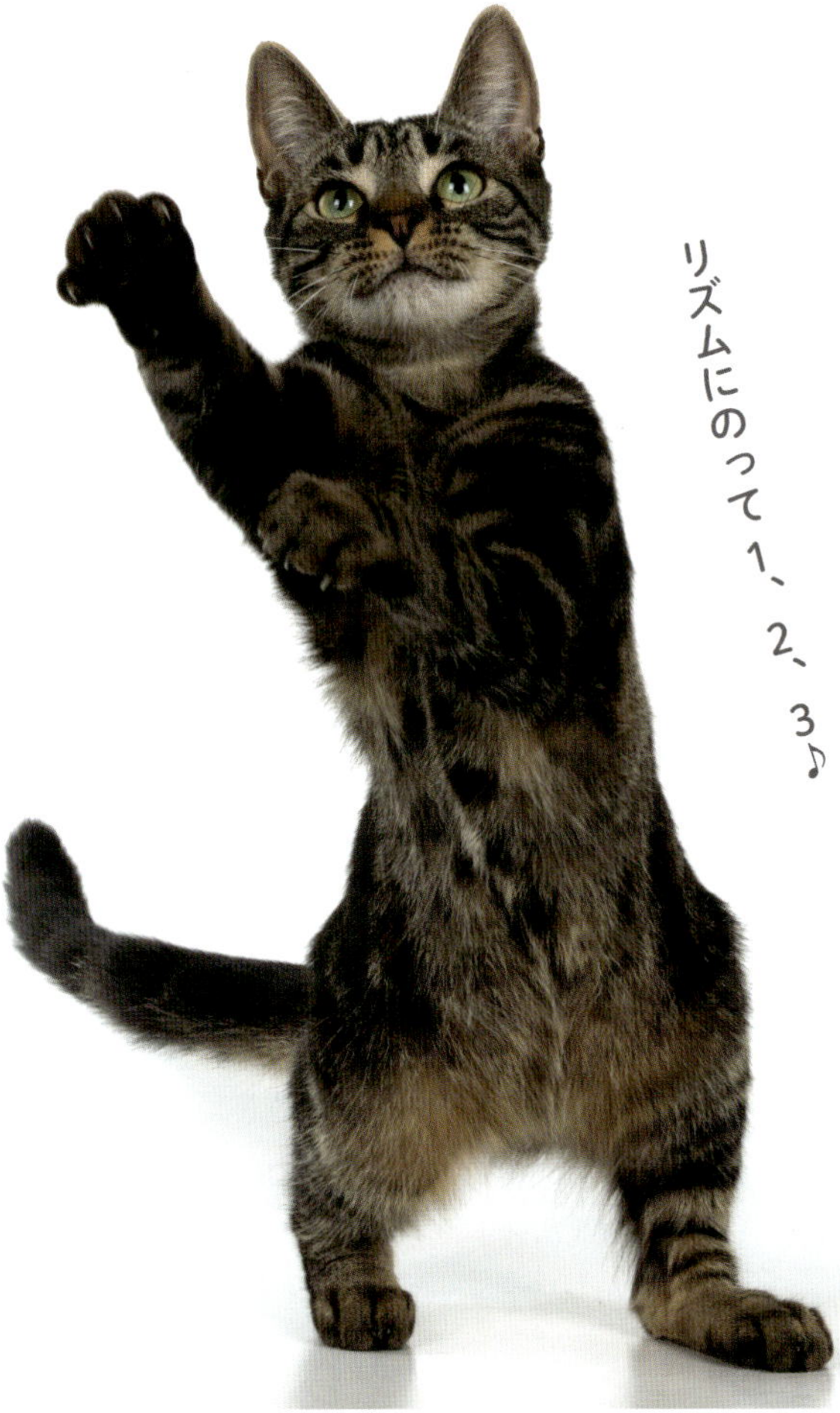

リズムにのって1、2、3♪

お悩み

時間に間に合わず、いつも慌てて走っています

どうすればよくなる？

10分前行動を心がけて、リズミカルに歩きましょう

人と待ち合わせの約束をすると、いつも時間より早く来る人と、「電車が遅れた」「忘れ物をした」などの理由で遅れてくる人と、はっきりと2タイプに分かれます。後者のタイプはいつも小走りで、待ち合わせ場所に着くころには汗だく。自律神経が乱れるのも当然です。一方で、「時間に間に合う人」は、いつでもゆっくりとリズミカルに、自分のペースで歩いています。焦りは自律神経の大敵です。いつでも余裕をもって過ごせるよう、時間の管理を徹底するようにしましょう。

アドバイス

リズミカルに歩くことで副交感神経が高まり、落ち着いた状態を保てるようになります。

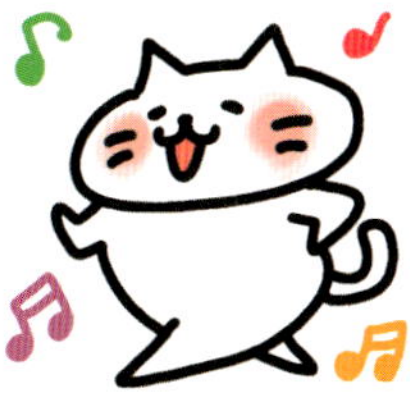

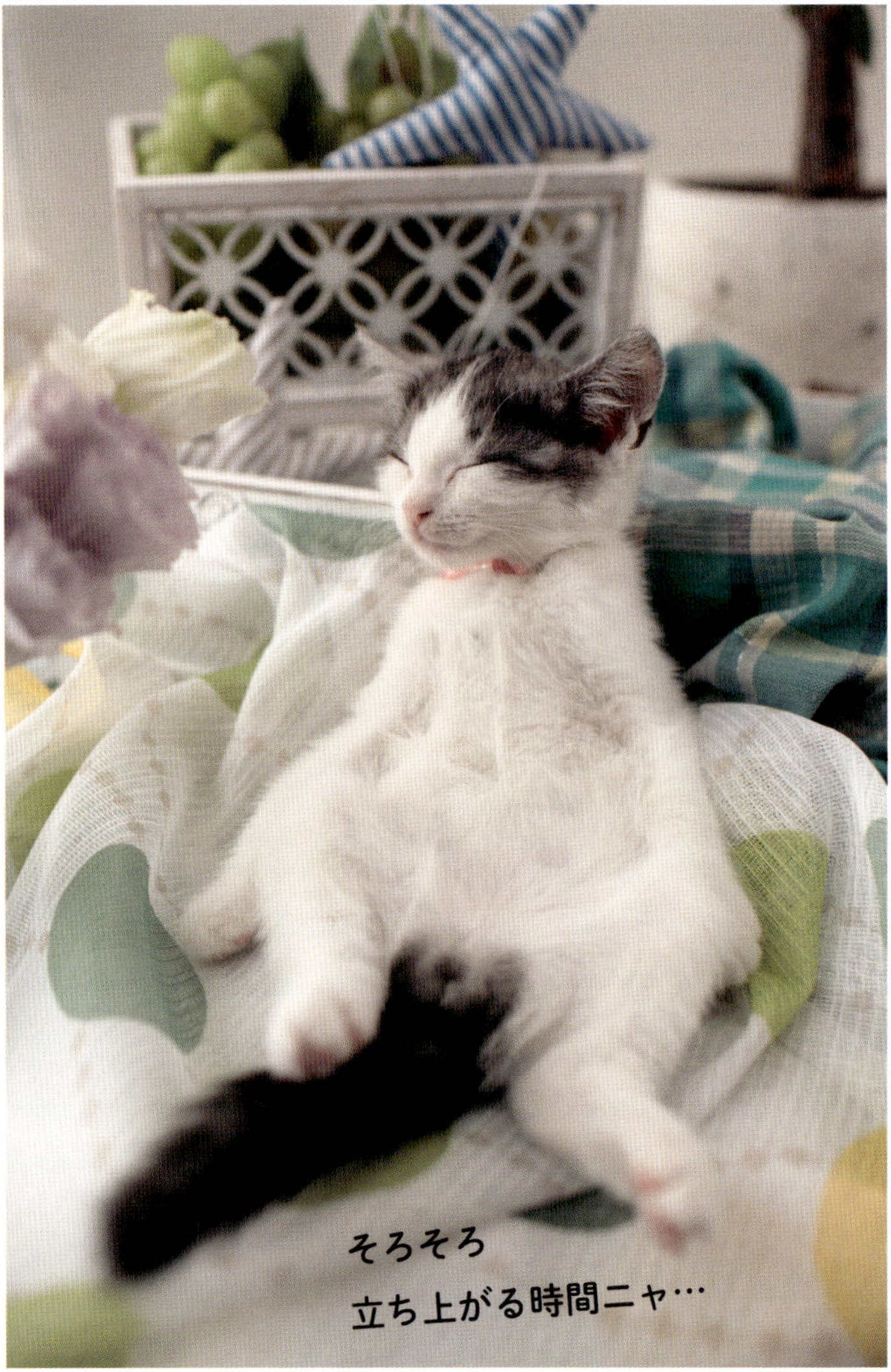

30分たったら、いちど立つ

お悩み

気づいたら、いつも猫背になっています

どうすればよくなる?

30分にいちど立ち上がる習慣をつけましょう

健康で若々しく見える人は、もれなく姿勢がよくて立ち姿が美しいと感じます。一方で、私の便秘外来に訪れる患者さんに共通しているのが、「猫背」です。猫背だとなぜ便秘になるかというと、血流が悪くなり、内臓が圧迫されることで胃腸の働きが悪化するからです。長い時間同じ姿勢でいるとどうしても自然と猫背になりますし、便秘以外にも、内臓に関係する病気を発症する原因となります。対策として、30分にいちどは立ち上がり、姿勢を正す習慣を身につけましょう。

アドバイス

立ち上がった際に、両手で握りこぶしを作り、肋骨を左右にゴシゴシとこする「肋骨ごしごし運動」や、肩回し、肩の上げ下げなどの運動を行うのもおすすめです。

運動するなら朝よりも夜

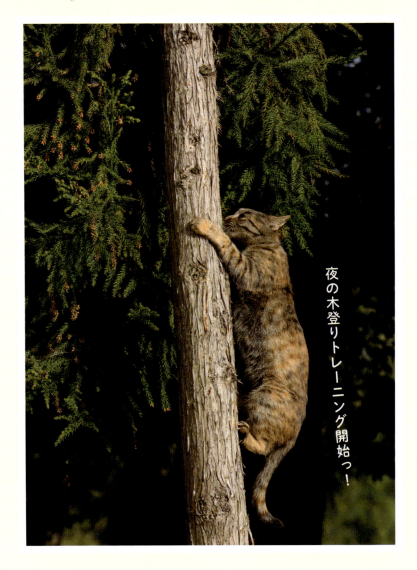

お悩み

いったいいつ運動するのが正解ですか？

どうすればよくなる？

朝は交感神経が高まるので、できれば運動は夜にしましょう

「朝活」ブームもあり、出勤前にヨガやウォーキングなどの運動をする人も増えてきました。たしかに朝の時間帯を有効活用するうえではよい傾向なのですが、医師の立場からすると、「朝の運動」にはじつは反対です。というのも、朝は血管が収縮し、筋肉が硬くなっているため、ケガをするリスクが高まるからです。おすすめは、夕食後から寝る1時間くらい前までの時間帯です。ただし激しい運動ではなく、ウォーキング程度の軽い運動を30分ほど行うのがよいでしょう。

アドバイス

夜に運動をすると、首の痛みや肩こり、腰痛なども大きく軽減されます。慢性的な痛みを抱えている方は、ぜひ夜に軽めの運動をすることを心がけてみてください。

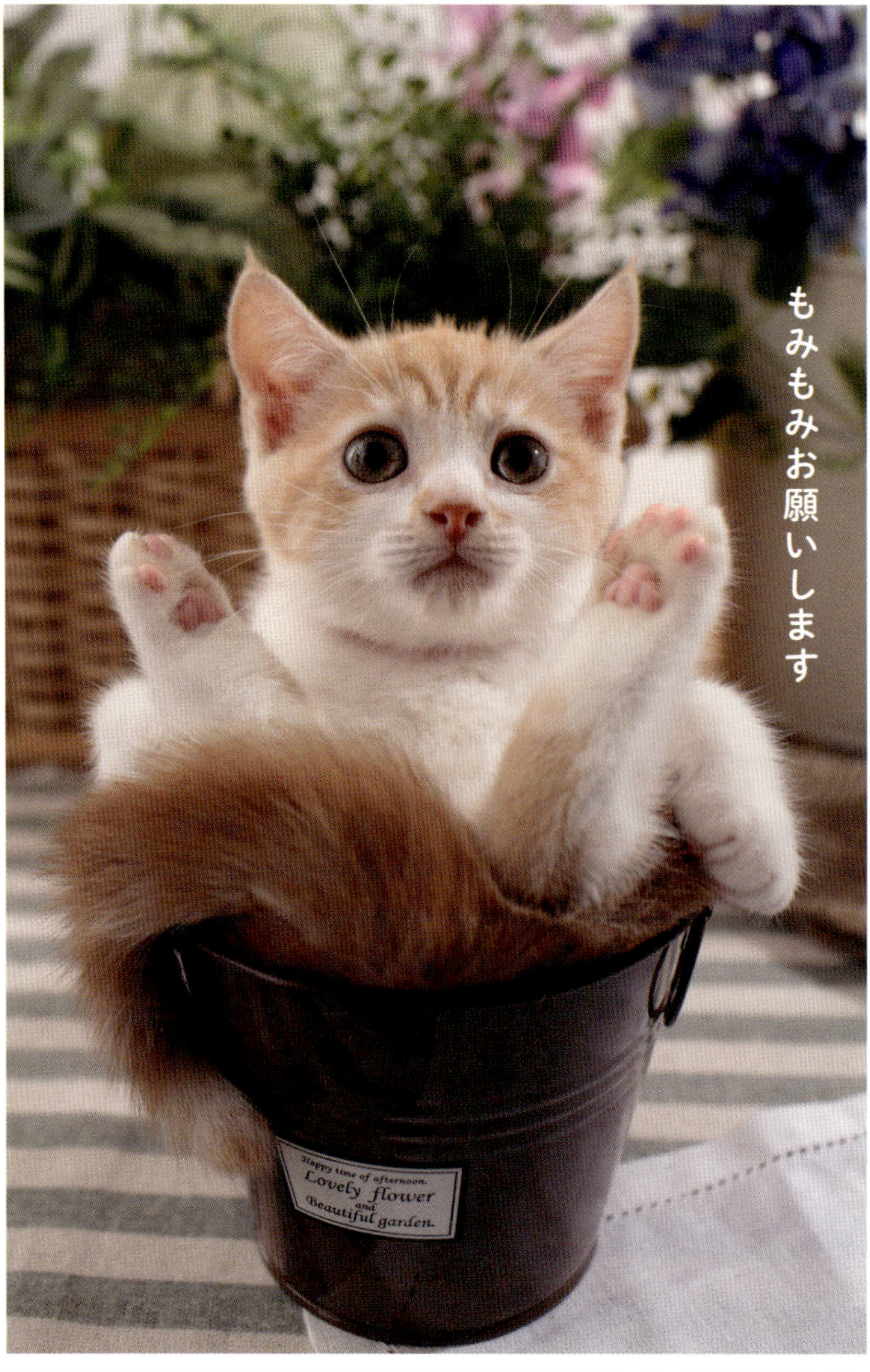

とりあえず足の裏を揉もう

お悩み

ストレッチをする時間がなかなかとれません

どうすればよくなる?

足裏を揉むことで血流がよくなり、血栓を予防できます

年齢を重ねると、脳梗塞や心筋梗塞といった血管系の病気を発症する可能性が高まります。それらは血流が悪くなり、血管のなかに「血栓」と呼ばれる塊ができてしまうことが原因で起こります。血流をよくするには運動がいちばんですが、なかなか時間がとれないという人はぜひ足の裏をまめに揉んでください。心臓から遠く、血流が悪くなりやすい足の裏を揉むことで、「うっ血」が解消されます。とくに朝起きてすぐの足裏マッサージは効果的ですので、試してみてください。

アドバイス

気づいたら「足の裏を揉む」を習慣にしてみましょう。

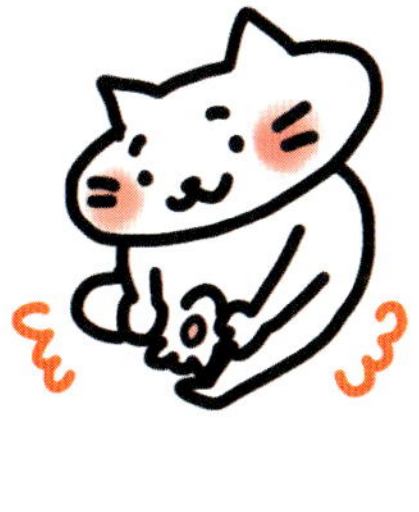

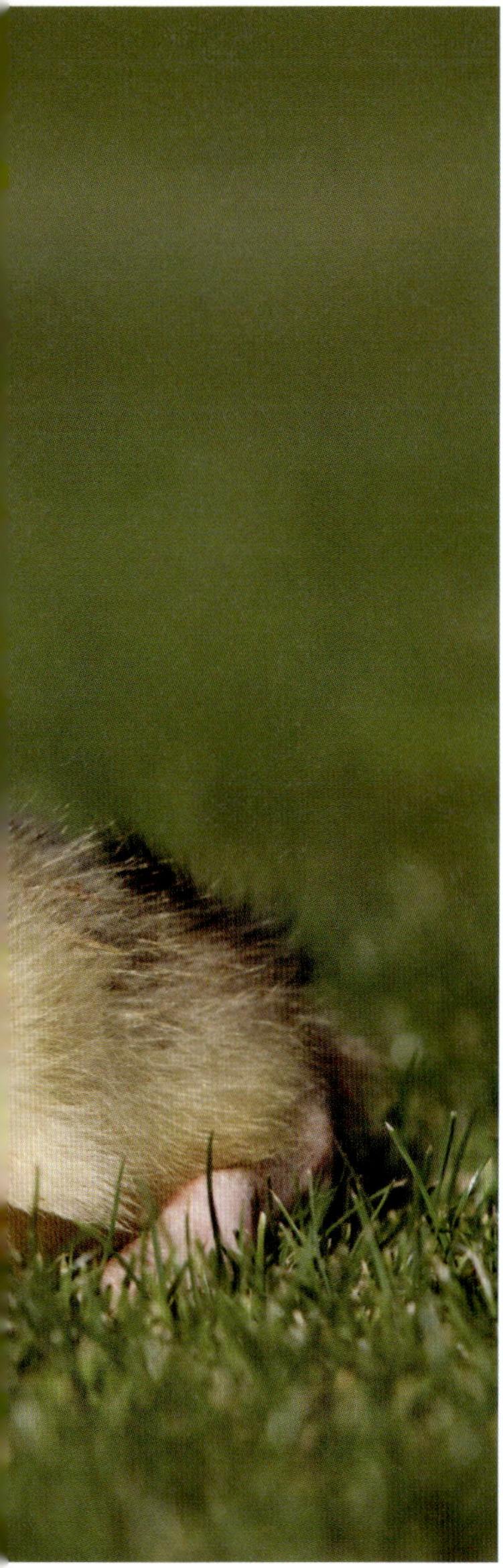

第5章

人間関係を整える

自律神経の大敵は、ストレス。
そしてストレスは、
大半が人間関係によるものです。
ちょっとした意識改革で、
人間関係は驚くほど楽になります。
相手に求めるのではなく、
まずは自分の心持ちを
変えることから始めてみましょう。

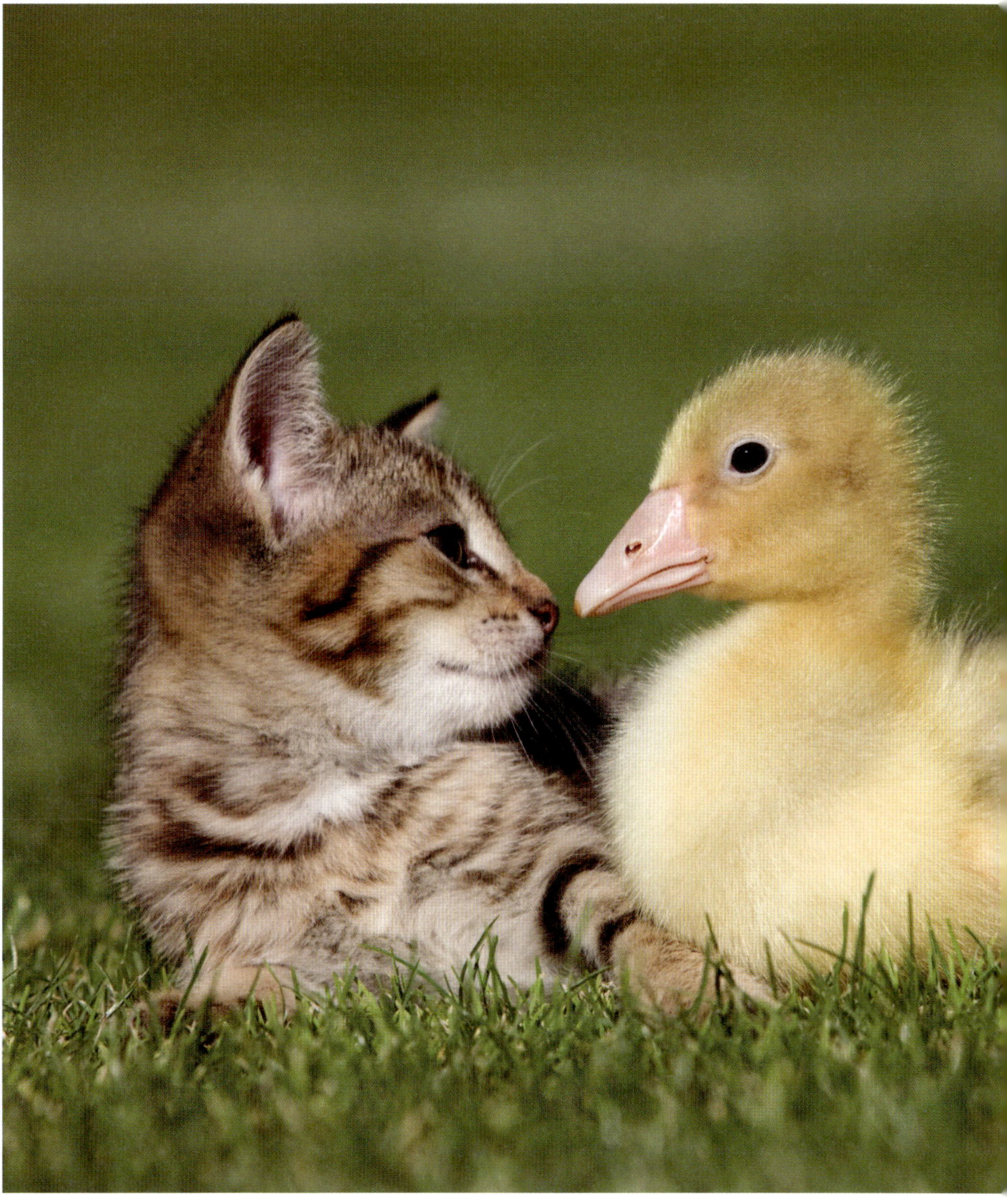

人を評価するのは、
もうやめよう

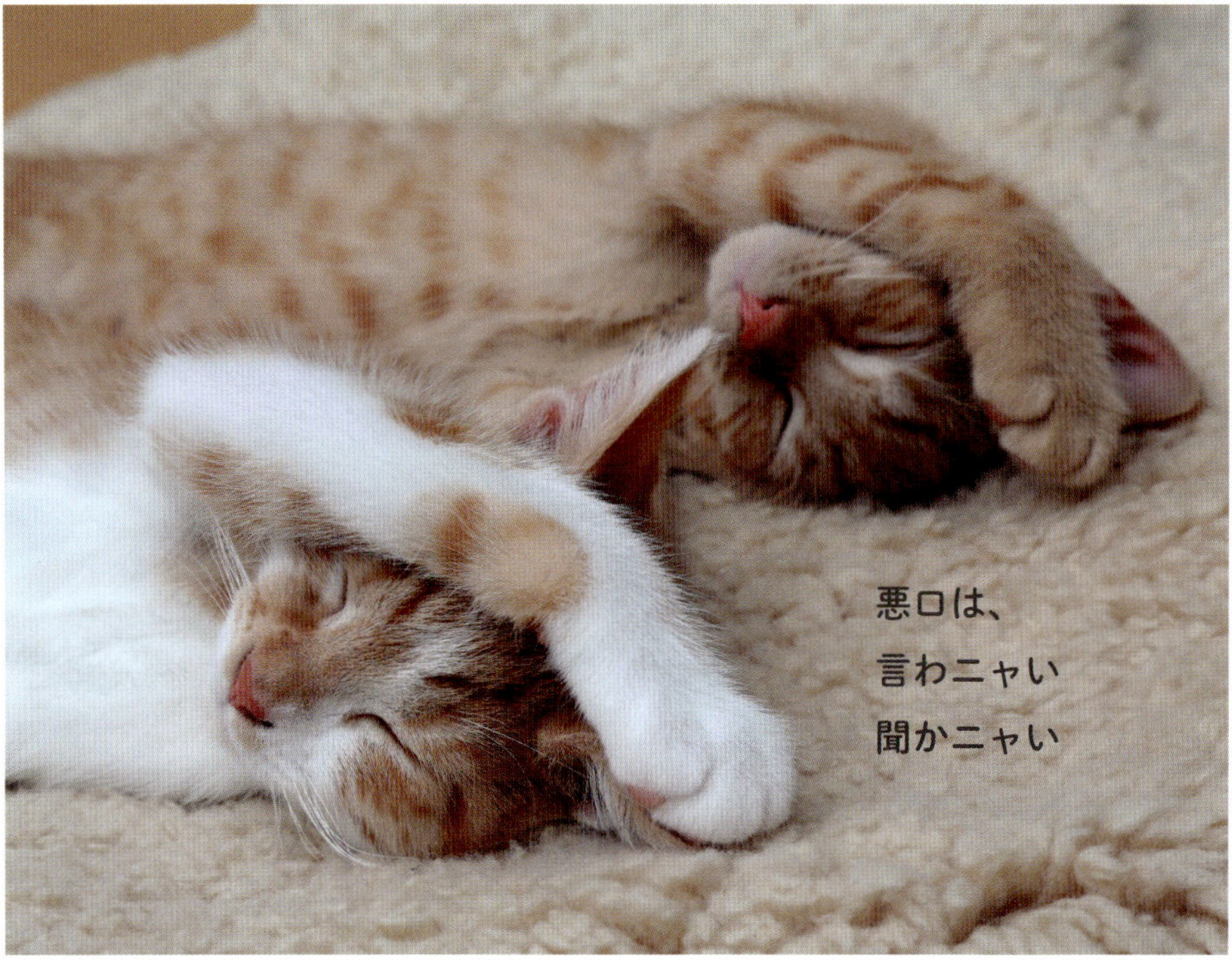

お悩み

噂話が苦手で、人の輪に入れません

どうすればよくなる?

「人の評価は口にしない」と決めてしまいましょう

人は噂話が大好きです。上司の悪口で飲み会が盛り上がることもあるでしょう。しかし、ストレスを軽減するコツとして、私は「人の評価は口にしない」と決めています。誰かの評価を求められたとき、素直に褒めたいときはそうしますが、そうではない場合は「よく知らないんです」と答えます。なぜなら、たとえ悪口に賛同する気持ちがあったとしても、あとから何かしら後悔するはめになるからです。「わからない」は、自律神経を整えるうえで、じつは最強のワードなのです。

アドバイス

「泥を打てば面へはねる（人を非難すると必ず自分に返ってくる）」ということわざもあります。余計なストレスを生まないためにも、人間関係は適度な距離感で円滑に進めるようにしましょう。

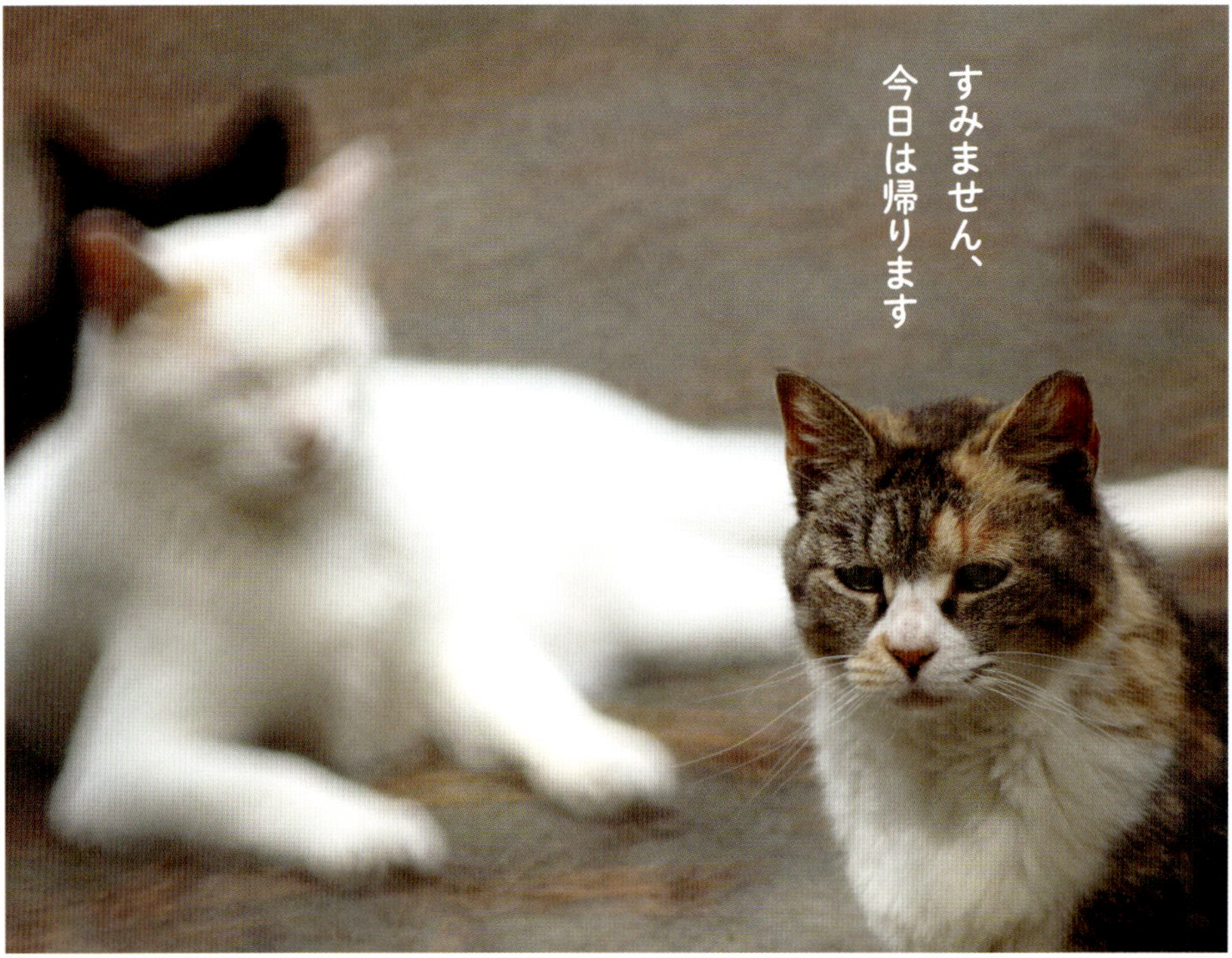

その飲み会、
行く必要ある？

お悩み

飲み会の誘いを断れません

どうすればよくなる?

「なんのために参加するのか」を明確にしましょう

人からの誘いは断りづらいものです。とくに忘年会や花見などは、仕方なく参加することもあるでしょう。そういった場合は、せめて「なぜ参加するのか」という理由を自分のなかで明確にしておきましょう。「いつも断ってばかりだから、たまには参加しよう」でもかまいません。今後の人間関係が円滑化されるならば、参加することに意義があるからです。曖昧な状態で参加しても、ストレスがたまるだけ。参加する「目的」を持つことで、前向きになれるのです。

アドバイス

私は「どうでもいい飲み会」では、アルコールは飲まないと決めています。そうすれば、「お付き合い」の面目も保てますし、翌日のコンディションに悪影響を及ぼすこともないからです。

知り合いは多くなくていい

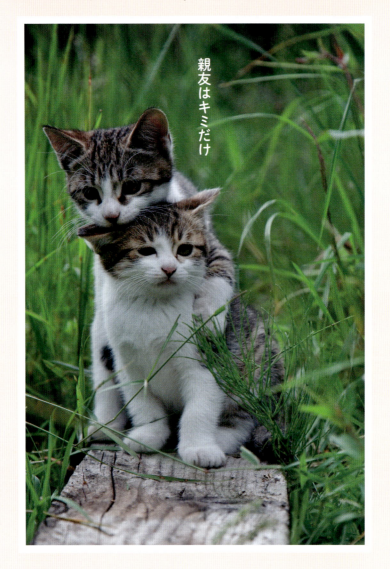

お悩み

気が進まない集まりにもつい参加してしまいます

どうすればよくなる？

本当に付き合っていくべき人々なのかを考え直してみましょう

学生時代は気の合う仲間だけでいられたのが、社会に出ると仕事の取引先や子どもの関係者など、致し方ない付き合いも出てきます。しかし、「知り合いは多いほうがいい」と思い込んで、無理にいろいろなコミュニティに参加していませんか？　我慢は言うまでもなくストレスになっていて、人間関係のストレスは自律神経を乱す大きな原因となります。「この人脈は自分にとって本当に大切か」ということをよく考えて、我慢が前提の人たちとは距離を置くようにしましょう。

アドバイス

SNSのフォロワー数は多いほどいいと思っている人もいますが、そこでの悪質なコメントに心を痛めてしまっていたら本末転倒です。自分のことをわかってくれる人が数人いれば、それで充分なのです。

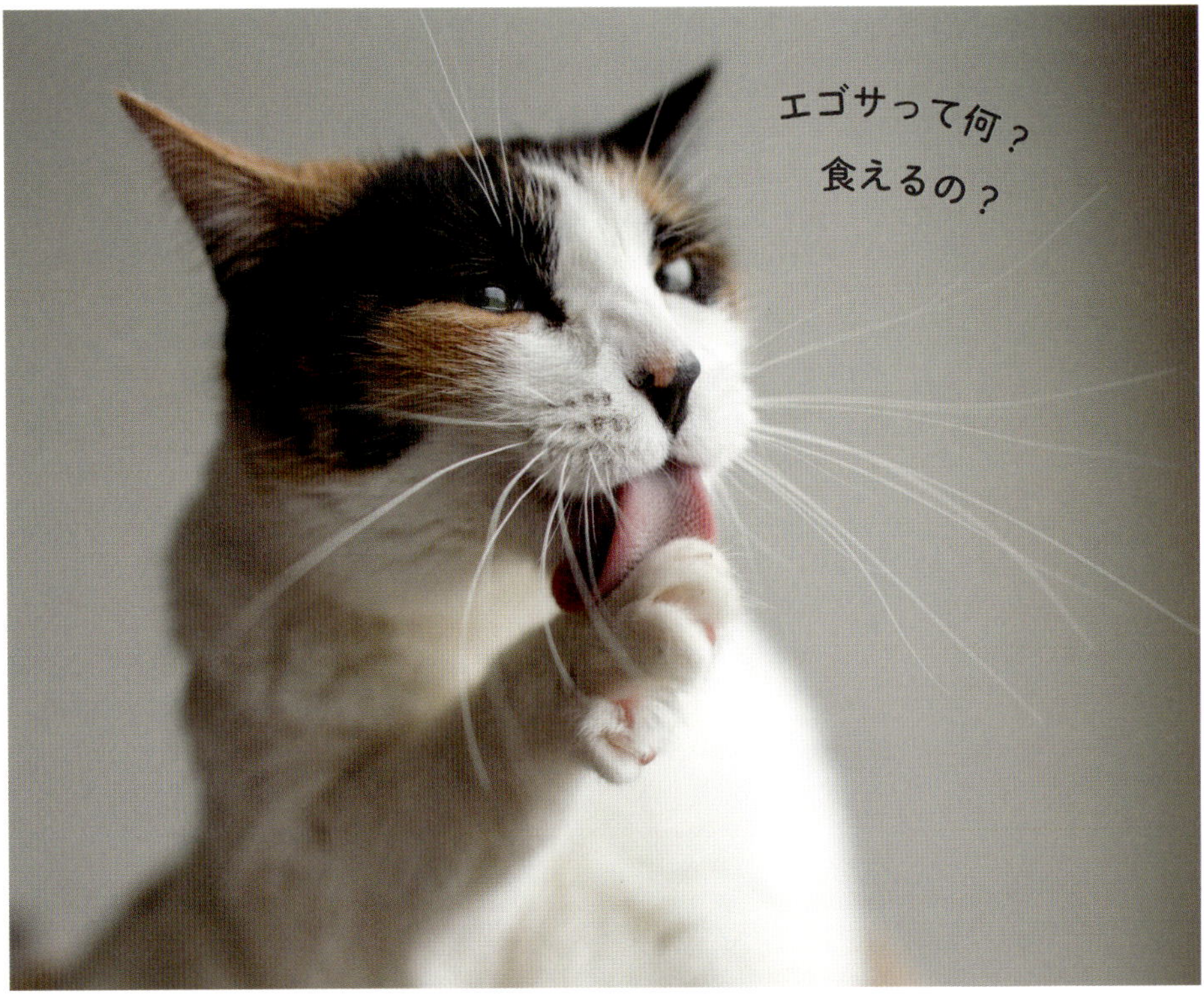

見ざる・言わざる・聞かざる

お悩み

ついエゴサーチしてしまいます

どうすればよくなる？

「見ざる・言わざる・聞かざる」に徹しましょう

怒りの感情は睡眠に影響を与えることも多く、なるべく避けて過ごしたいものです。そこでおすすめなのが、「見ざる・聞かざる・言わざる」です。最近はＳＮＳで他人を攻撃する人があとを絶ちません。私もかつて本が出版されたときなどは評価が気になりましたが、事情も知らない人から勝手なことを言われてストレスを感じるのは建設的でないと気づき、いまではいっさい見ないことにしています。自分に必要な意見は、身の回りの信頼できる人からのものだけで充分なのです。

アドバイス

人のことも「言わない」「見ない」に徹することで、心を安定させることができるのです。

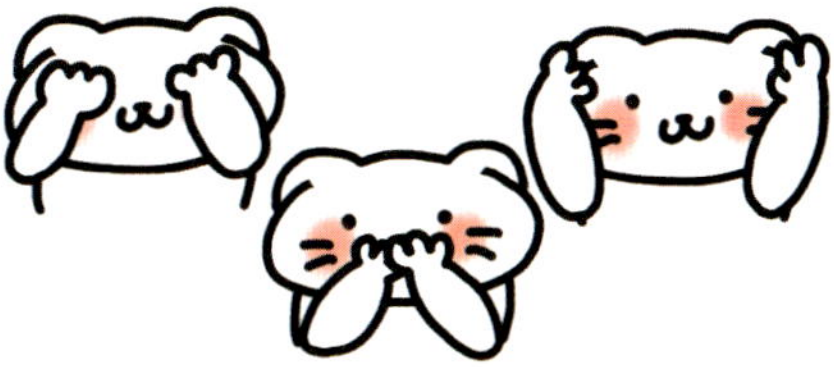

怒りがわいたら
「６秒沈黙」

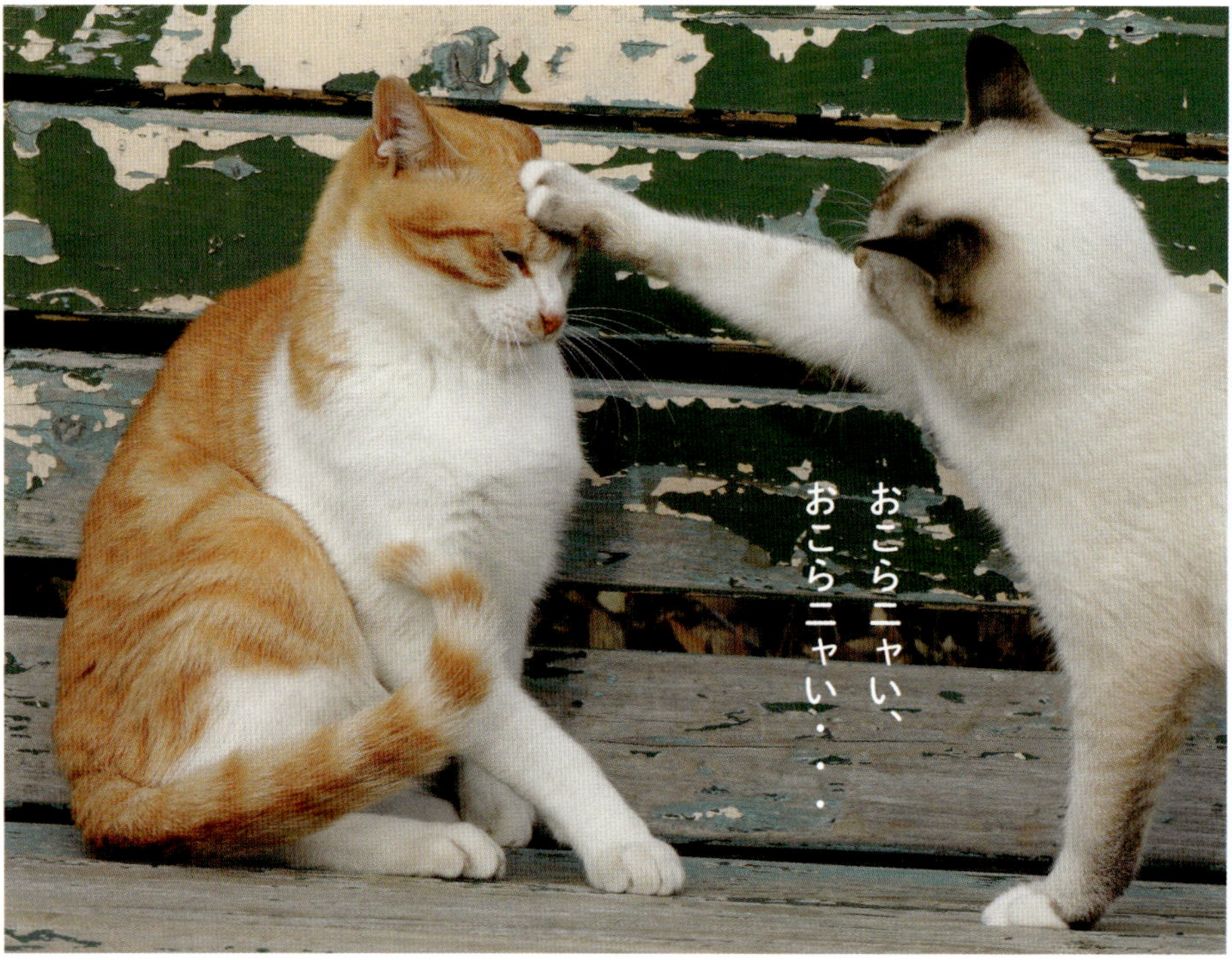

お悩み

カッとなると、つい反論してしまいます

どうすればよくなる？

怒りの感情がわいたらいったん黙り、いちど深呼吸をしましょう

アンガーマネジメントの「怒りをコントロールするスキル」のひとつに、怒りの感情がわいたら6秒間だけ我慢するという方法があります。怒ると脳内が興奮状態となり、交感神経が優位に立つため、自律神経が乱れる原因となります。怒りがわくのはたいていが理不尽な状況であり、反論したくなる気持ちもわかりますが、そこで怒ってコンディションを崩し、損をするのはあなた自身です。他人に感情をコントロールされることがないよう、まずは6秒黙ってみましょう。

アドバイス

さらに、「怒らないと決めておく」だけで、怒りの20%は収まります。それでも怒りがわいてきたときは、6秒間黙る。これだけで、あなたの自律神経は驚くほど整っていきます。

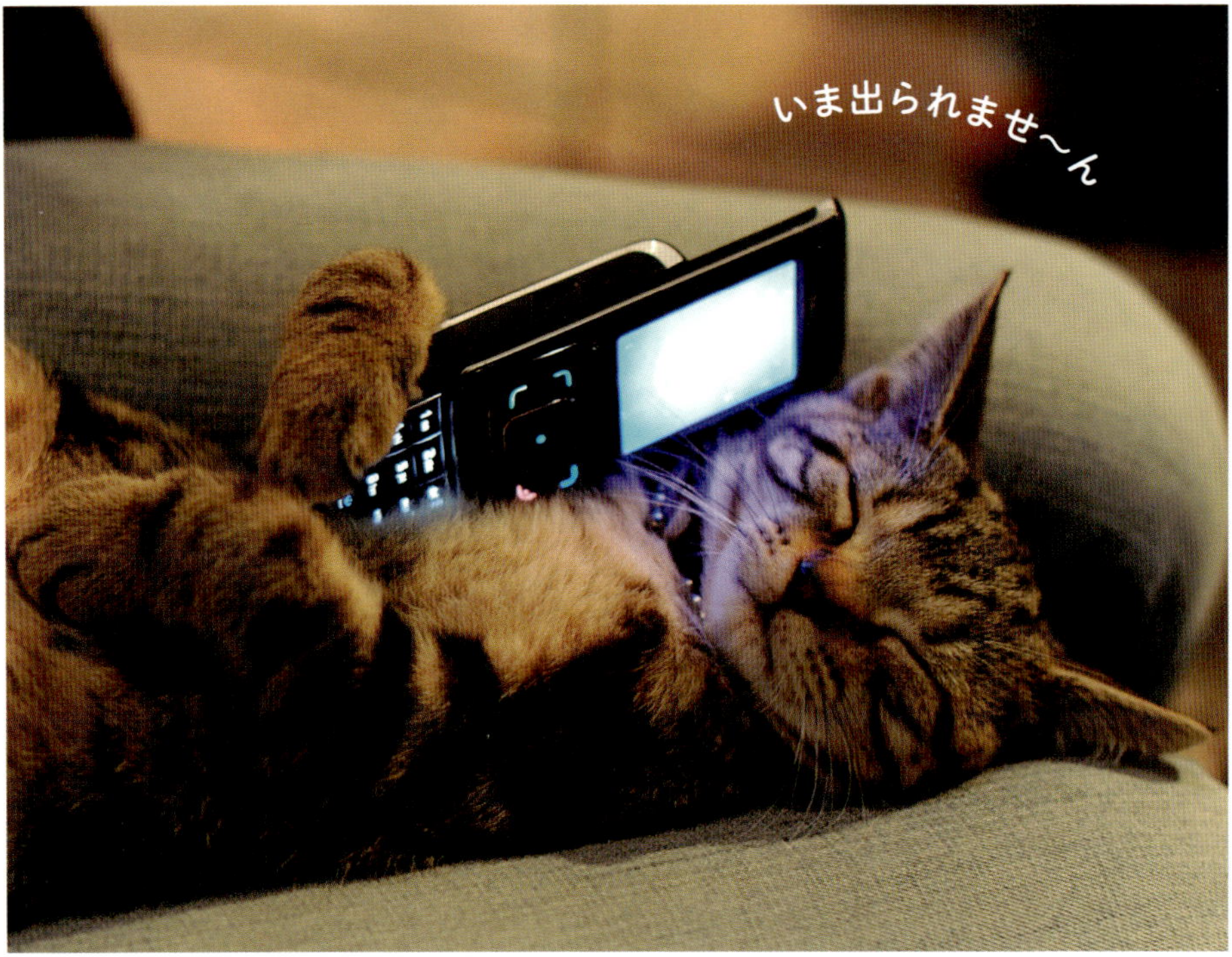

苦手な相手からの
電話は、いったん
無視する

お悩み

電話が鳴るとすぐに出てしまいます

どうすればよくなる？

自分のタイミングを優先することを心がけましょう

ＬＩＮＥやメールでのやりとりも増えましたが、いまだに突然、自分のペースで電話をかけてきて、言いたいことを言って切る人がいます。私は患者さんからの電話にはもれなく出ますが、苦手な相手からの場合は、かかってきた電話には出ずに、その後に自分のタイミングでかけ直すようにしています。その際に、「こういう内容の電話だろうな」と推測しておくと、自分の意志をきちんと伝えることもできます。大切なのは、相手のペースに巻き込まれないようにすることです。

アドバイス

電話は自分のタイミングで！

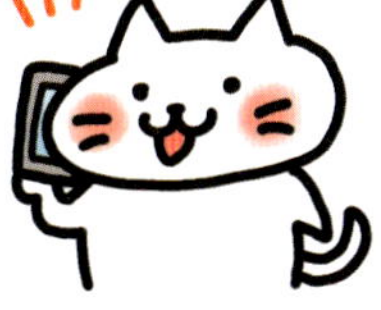

「八方美人」で何がいけない？

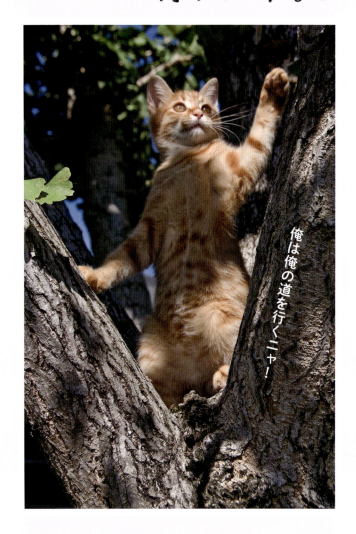

お悩み

「あの人は八方美人だから」と陰口を叩かれます

どうすればよくなる？

「八方美人」が楽ならば、それでいいのです

八方美人とはネガティブな意味合いで使われることが多いですが、「誰に対しても如才なく振る舞うこと」を意味する言葉ですから、私は決して悪いことではないと思っています。そもそもコミュニケーションが苦手な人からすると、いろいろな人と要領よく付き合っていける人がうらやましくもあるのでしょう。大切なのは、「人からの評価を気にせず、自分らしくいられるスタンスを見つける」ことです。人に合わせるほうがストレスなくいられるのであれば、それでいいのです。

アドバイス

反対に、とっさの返しが苦手なタイプであれば、「無口だけれど実直な自分」をわかってもらえばいいだけです。あくまで「自分らしさ」を大切にして、生きていきましょう。

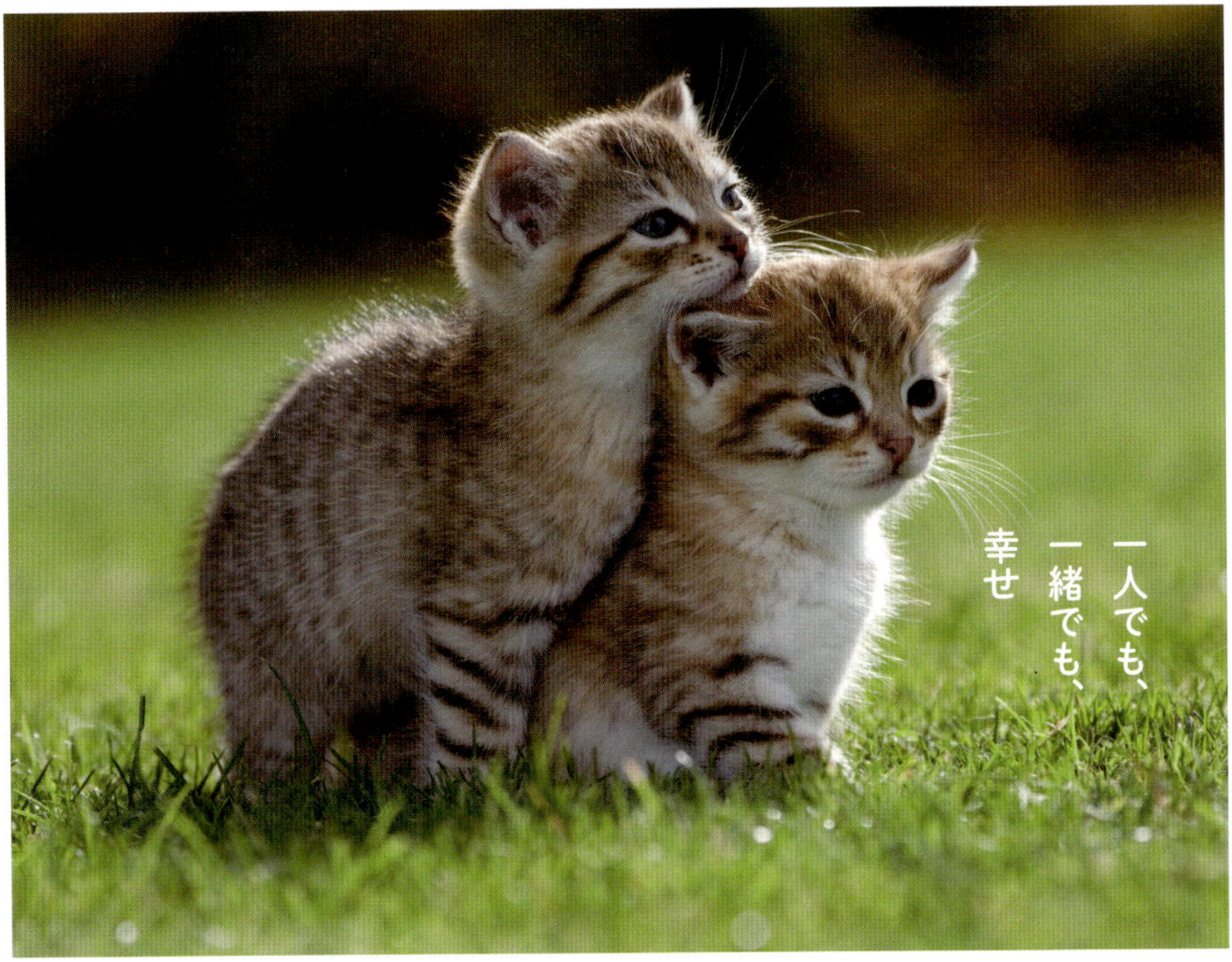

孤独を楽しむ

お悩み

一人が気楽なので、あまり友だちがいません

どうすればよくなる?

「上手に孤独」になりましょう

近年では「おひとり様」への理解も深まり、以前は珍しい目で見られることもあったリゾート地での一人客も、歓迎する声が多くなっているようです。「おひとり様」の意味自体も、「精神的に自立しており、一人で行動できる人」という意味合いまで含むようですから、一人で過ごすのが楽ならばそれに越したことはありません。人付き合いが苦手なのに無理に誰かと一緒に過ごしても、ストレスがたまるだけです。自分が心地よくいられる状態を優先して過ごすようにしましょう。

アドバイス

孤独を嫌う人のなかには、「友だちがいないと思われると恥ずかしい」と感じている人もいますが、人はそれほど他人のことを気にしてはいません。人の目を気にせず、自分の軸で生きるようにしましょう。

苦手な相手とは
物理的な
距離をとろう

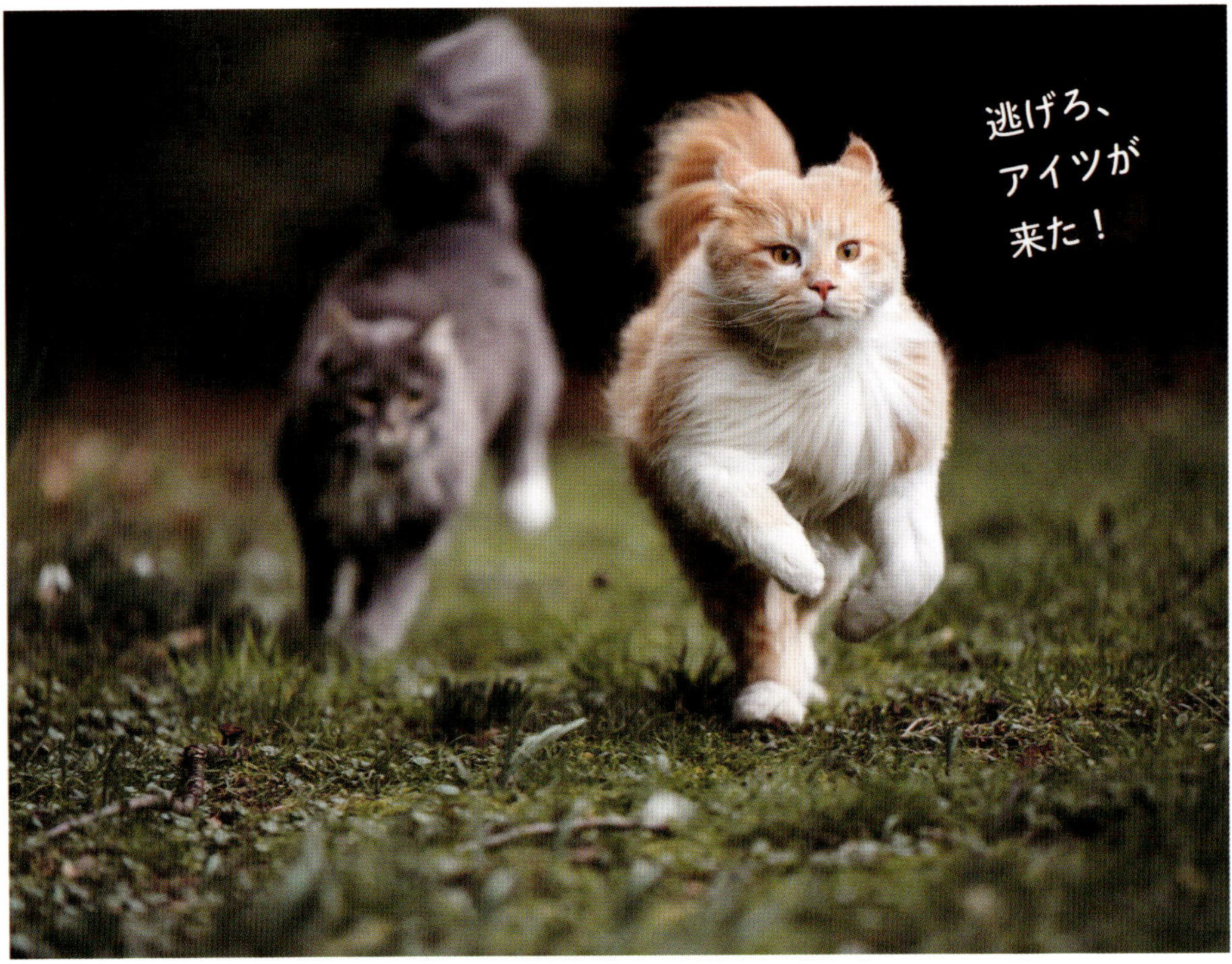

お悩み

苦手な人との距離感に悩んでいます

どうすればよくなる?

物理的な距離をとり、関わりを減らしましょう

会社や親戚、子どもの保護者同士の付き合いなど、生きていれば家族や友人以外の付き合いも発生します。でも私は、苦手な相手とは物理的な距離をとることをおすすめしています。なぜなら、近くにいなければ相手に直接何かを言われることもないし、相手の言動にイライラすることもなくなるからです。とくに大勢集まる会ならば、自分一人がいなくてもたいして影響はありません。「苦手な相手とは物理的な関わりを減らす」ことが、ストレス軽減の第一歩なのです。

アドバイス

会合などで同じ時間を過ごさなければならない場合は、終わったらさっさと帰るようにしましょう。わざわざ余計なストレスをもらいに行くことを考えれば、付き合いが悪いと思われるほうがましです。

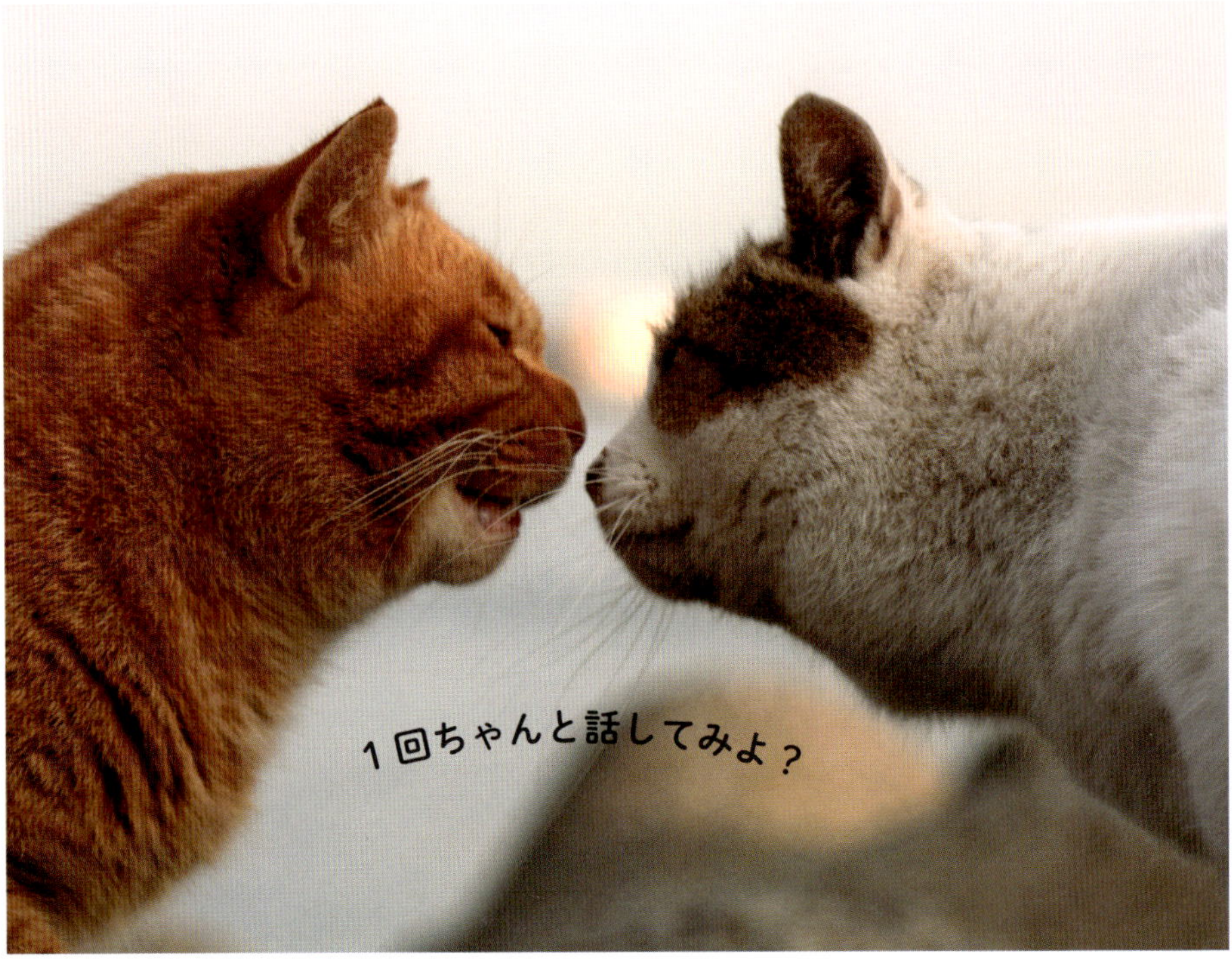

苦手な相手を
わざわざ
「モンスター化」しない

お悩み

嫌な相手に対しての怒りが膨らんでしまいます

どうすればよくなる?

心のなかで相手を「モンスター化」するのはやめましょう

嫌いな人の愚痴を言う際に少し盛ってしまうなど、苦手な相手のことを自分の心のなかで「モンスター化」してしまうことは誰にでもあると思います。しかし、勝手に「あの人はこう思っているに違いない。失礼な人だ」と推測し、怒りの感情を膨らませることは、自分のストレスを増幅させるだけで無意味です。じつはそこには感情の行き違いや誤解があるケースも少なくありません。いったん冷静になって、「その人の本質」を客観的に見極めて付き合っていくようにしましょう。

アドバイス

前項とはやや矛盾しますが、よくは知らないけれどちょっと苦手かもと思っている相手ならば、近づいてみるのもひとつの方法です。結果、「そんなに悪い人ではなかった」となることが多いのも事実です。

「別世界の相手」とは付き合わない

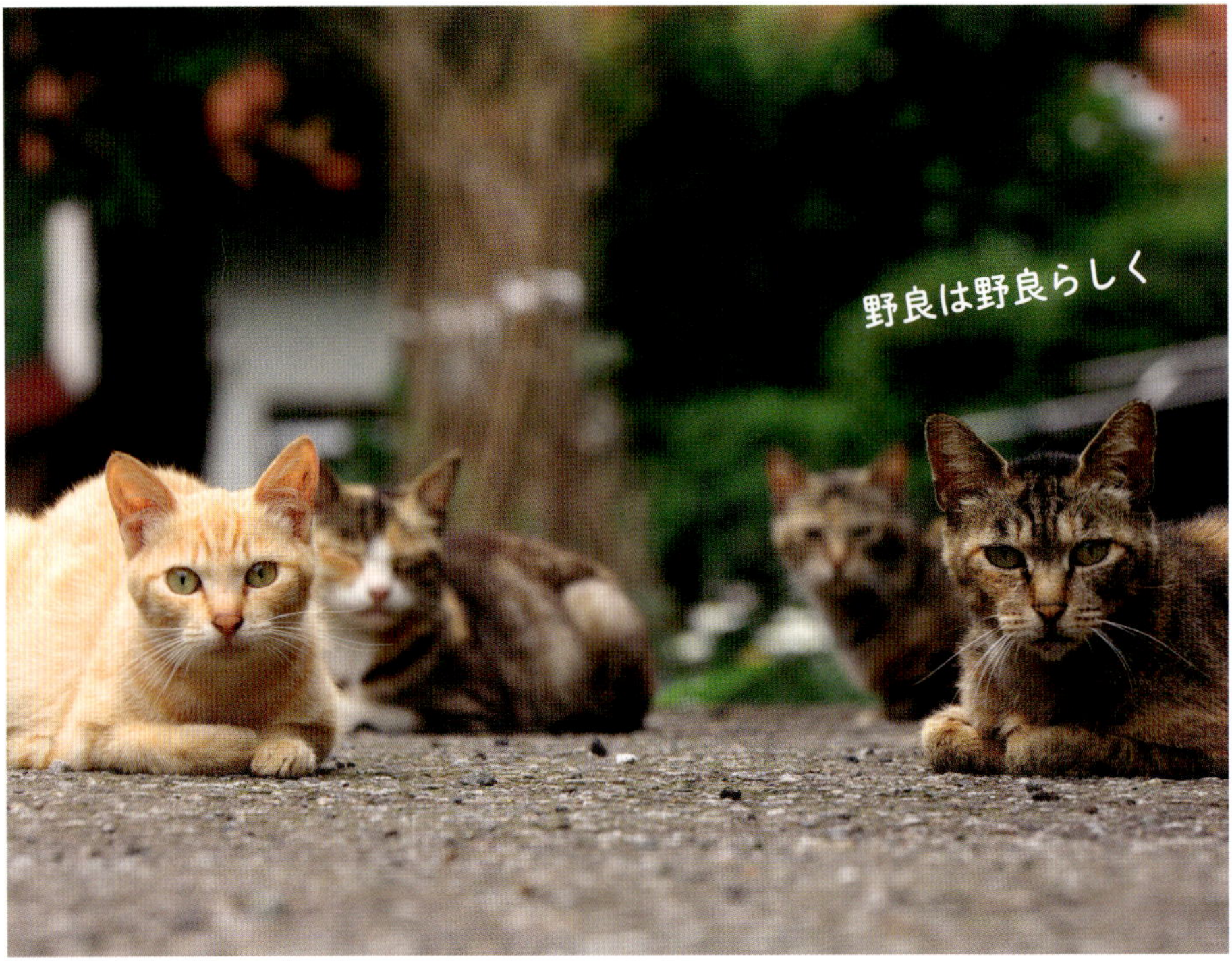

お悩み

お金持ちの友人といると、へこみます

どうすればよくなる？

環境が違う人との付き合いがストレスなら、距離を置きましょう

明らかに「住む世界が違う人」はいるものです。知らない世界を教えてくれるいい友人として付き合えるのならば楽しい限りですが、会うたびに卑屈な気持ちを抱えてしまったり、金銭感覚の違いで不快な思いをしたりするようでしたら、その友人との付き合いはきっぱりと断つことをおすすめします。そもそも、価値観があまりにも違う人と一緒にいることは、だんだんと苦痛になってくるものです。自分の感覚に合った環境で過ごすことを優先していきましょう。

アドバイス

同様に、分不相応な持ち物を身に着ける必要もないと感じます。ファッションが好きで、楽しみとして購入するのはいいですが、見栄のために無理な買い物をしても、のちのちストレスとなることでしょう。

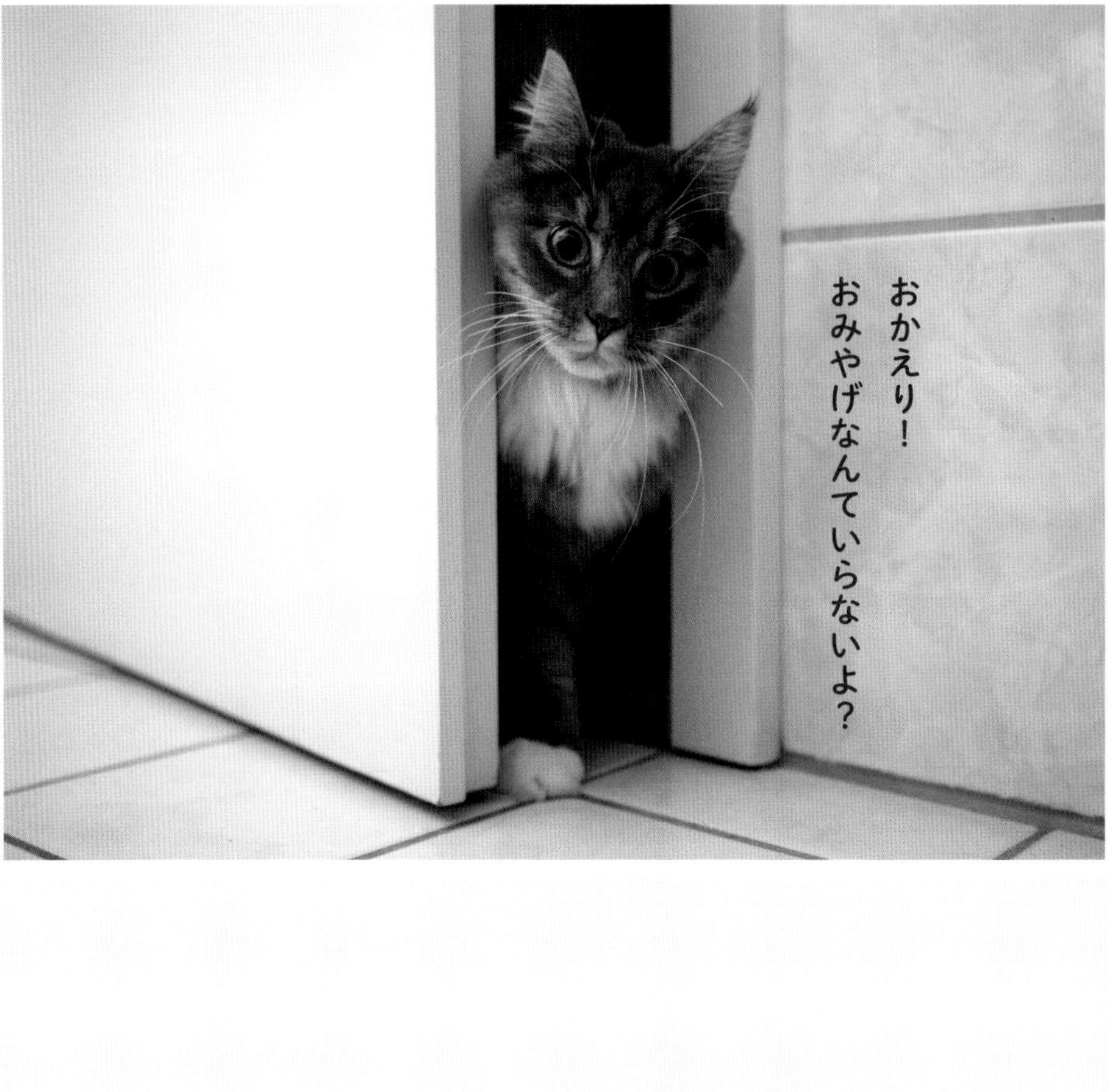

「期待」は しないほうがいい

お悩み

夫が家事をやってくれなくて、腹立たしいです

どうすればよくなる?

「期待しない」と決めておけば、イライラすることもなくなります

夫婦関係を円満に保つための方法として、「相手に期待しない」というものがあります。こう書くとすっかり冷めている関係のように思われるかもしれませんが、そうではありません。そもそも相手に期待すると、それが叶わなかったときにモヤッとした感情を覚えます。それが「負の感情」となり、ひいては自律神経を乱す原因となるのです。イライラすることがあったら、「私は期待しないと決めたんだ」と思い出し、自分なりのリフレッシュ法で気持ちを切り替えましょう。

アドバイス

「やってくれたらうれしいな」くらいの気持ちでいれば、やってもらえなくても怒りの感情がわくことはなく、やってくれたときに感謝の気持ちがわくという、プラスの感情のみになります。

家族には
なんでも話そう

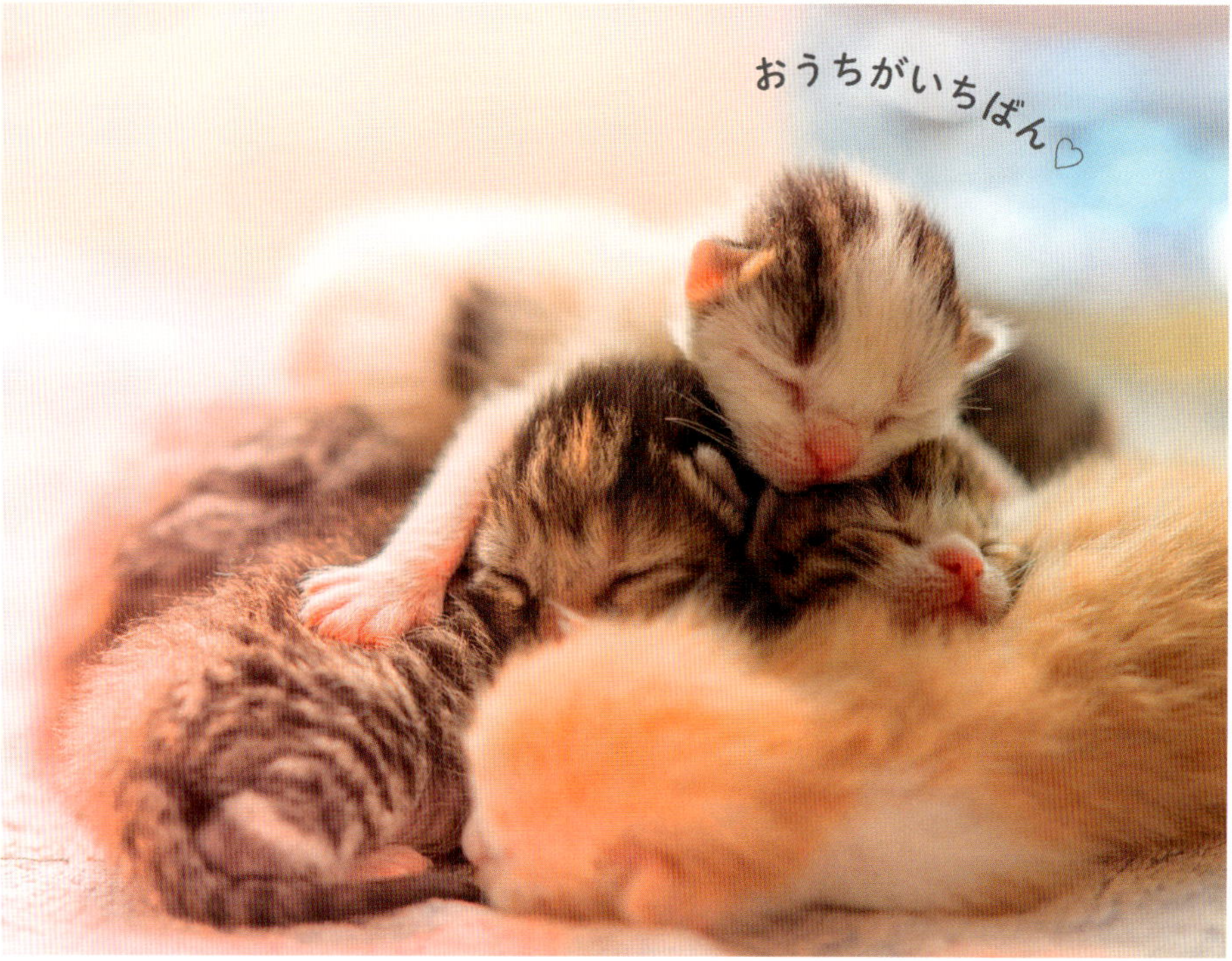

お悩み

家に帰っても、気持ちが落ち着きません

どうすればよくなる?

家族に隠し事をせず、なんでも話してみましょう

「まだ妻が起きている時間なので、どこかで1杯飲んでから帰る」と聞くと、とても心配になります。なぜなら家族に緊張を覚えているようでは、家に帰ってからも交感神経が上がりっぱなしで、ゆっくりと休息ができないからです。私は家で妻にその日の出来事を話すのを習慣としています。なんでも話せる相手がいることは安心感を生み、その日をリセットすることにつながります。家だと気持ちが落ち着かないという人は、いまいちど家族との関係を見つめ直してみましょう。

アドバイス

家での時間は、交感神経優位の状態から副交感神経優位の状態になる「休息モード」となります。夜に交感神経が刺激されることのないよう、穏やかな関係を心がけましょう。

おわりに

まだはっきりと解明されてはいないようですが、猫と人間の共生関係が築かれたのは約9500年前とされています。

日本でも、猫は約2000年前の弥生時代に中国から渡ってきたという説があり、平安時代にはすでに貴族の間でペットとしてもかわいがられていたようです。

このように、人間と猫の関係には深い歴史があります。

猫がかわいらしいのは言うまでもないことですが、なぜ人は猫を見るとこんなにも癒されるのだろうという気持ちから、今回の企画は生まれました。

すると、実際に飼ってはいなくても、猫の写真を見るだけで驚くほど自律神経が整うことがわかったのです。

丸みを帯びた猫の愛らしい体つきや、くるくると変わる表情、ふかふかの毛並み、ぐっすりと眠る様子など、見ているだけで思わず目じりが下がり、穏やかな気持ちになれますよね。そうしてリラックスすることで副交感神経が優位となり、気持ちも落ち着き、自律神経のバランスが自然と整っていくのです。

現代人が一日に受け取る情報量は、平安時代の一生分とも言われる昨今。そんな目まぐるしい時代にも、変わらず猫は私たちのそばにいて、癒しを与えてくれます。

本書の猫たちのように、楽しく軽やかに、そして自分のペースで生きることで、あなたの自律神経が整い、健やかな毎日を過ごせることを心より願っております。

小林弘幸

小林弘幸

こばやしひろゆき

順天堂大学医学部教授。日本スポーツ協会公認スポーツドクター。1960年、埼玉県生まれ。87年、順天堂大学医学部卒業。92年、同大学大学院医学研究科修了。

ロンドン大学付属英国王立小児病院外科、トリニティ大学付属医学研究センター、アイルランド国立小児病院外科での勤務を経て、順天堂大学小児外科講師・助教授を歴任する。自律神経研究の第一人者として、プロスポーツ選手、アーティスト、文化人へのコンディショニング、パフォーマンス向上指導に関わる。また、順天堂大学に日本初の便秘外来を開設した“腸のスペシャリスト”でもあり、みそをはじめとした腸内環境を整える食材の紹介や、自律神経と腸を整えるストレッチの考案など、様々な形で健康な心と体の作り方を提案している。『医者が考案した「長生きみそ汁」』、『結局、自律神経がすべて解決してくれる』（アスコム刊）などの著書のほか、『世界一受けたい授業』（日本テレビ）や『中居正広の金曜日のスマイルたちへ』（TBSテレビ）などメディア出演も多数。

アスコムのベストセラー

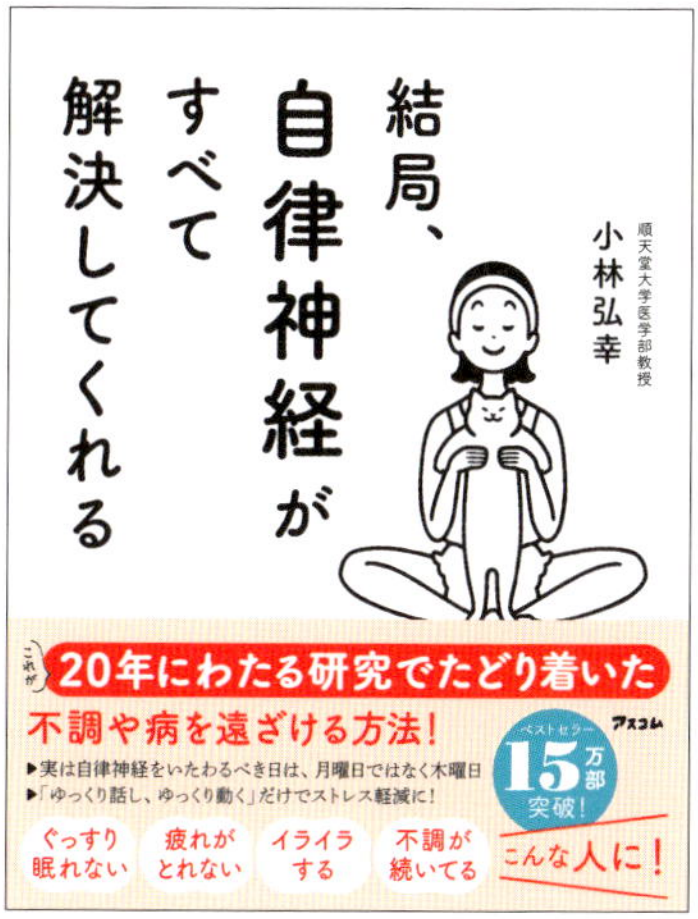

ベストセラー!
15万部
突破!

結局、自律神経がすべて解決してくれる

順天堂大学医学部教授
小林弘幸

A5判変型　定価1,650円
(本体1,500円+税10%)

不調や病を遠ざける方法を第一人者が優しく解説!

◎目の老化で自律神経が乱れることがある
◎短気は自律神経にとっても損
◎睡眠不足は治療効果を半減させる
◎自律神経の乱れは伝染する

お求めは書店で。お近くにない場合は、ブックサービス ☎0120-29-9625までご注文ください。
アスコム公式サイト https://www.ascom-inc.jp/からも、お求めになれます。

にゃんこと整える。

発行日　2024年11月12日　第1刷
発行日　2025年2月7日　第5刷

著者　小林弘幸

本書プロジェクトチーム
編集統括　柿内尚文
編集担当　大住兼正
デザイン　杉山健太郎
編集協力　天野由衣子、松島由佳（コサエルワーク）
イラスト　しげる（Instagram：@shigeru2016）
DTP　藤田ひかる（ユニオンワークス）
校正　東京出版サービスセンター
写真　株式会社アフロ

営業統括　丸山敏生
営業推進　増尾友裕、綱脇愛、桐山敦子、相澤いづみ、寺内未来子
販売促進　池田孝一郎、石井耕平、熊切絵理、菊山清佳、山口瑞穂、
吉村寿美子、矢橋寛子、遠藤真知子、森田真紀、氏家和佳子
プロモーション　山田美恵

編集　小林英史、栗田亘、村上芳子、菊地貴広、山田吉之、
福田麻衣、小澤由利子
メディア開発　池田剛、中山景、中村悟志、長野太介、入江翔子、志摩晃司
管理部　早坂裕子、生越こずえ、本間美咲
発行人　坂下毅

発行所　株式会社アスコム

〒105-0003
東京都港区西新橋2-23-1　3東洋海事ビル
TEL：03-5425-6625

印刷・製本　日経印刷株式会社

Printed in Japan ISBN 978-4-7762-1373-4